Fransen, Rüschen, Zotteln, hellrot und fleischig. Ganz klein und in sich zusammengezogen wirkt die Öffnung. Als ob noch nie etwas oder jemand diesen Ort besucht hätte, ich noch nie etwas oder jemanden dorthin eingeladen hätte. Ein Zierband, eine ringförmige Bordüre, ein Raffsaum, der sich an meinen Zeige- und Mittelfinger schmiegt. Flexibel lässt sich die Öffnung dehnen: nach oben und unten, nach links und nach rechts, vorne am Eingang und tiefer im Innern. Warm, weich und elastisch. Ich sitze mit gespreizt angewinkelten Beinen vor meinem Schlafzimmerspiegel. Diese Borte sieht, je nachdem wie tief ich mit meinen Fingern hineintaste oder sie auseinanderziehe, ganz unterschiedlich aus. Mein erster romantischer Gedanke: eine schlafende Pfingstrose, deren Blütenblätterschichten in- und übereinander ruhen wie ein zugezogener Vorhang. Ich beobachte meine Finger, umrankt von diesem dehnbaren Kranz, der sich geschmeidig in jede Richtung mitbewegt und bin erstaunt darüber, dass er schon immer da war und ich ihn nie beachtet, ihn nie bemerkt habe. Ich habe mein „Jungfernhäutchen“ erst vor Kurzem entdeckt. Und zwar zeitgleich mit der Erkenntnis, dass es gar kein „Jungfernhäutchen“ gibt.

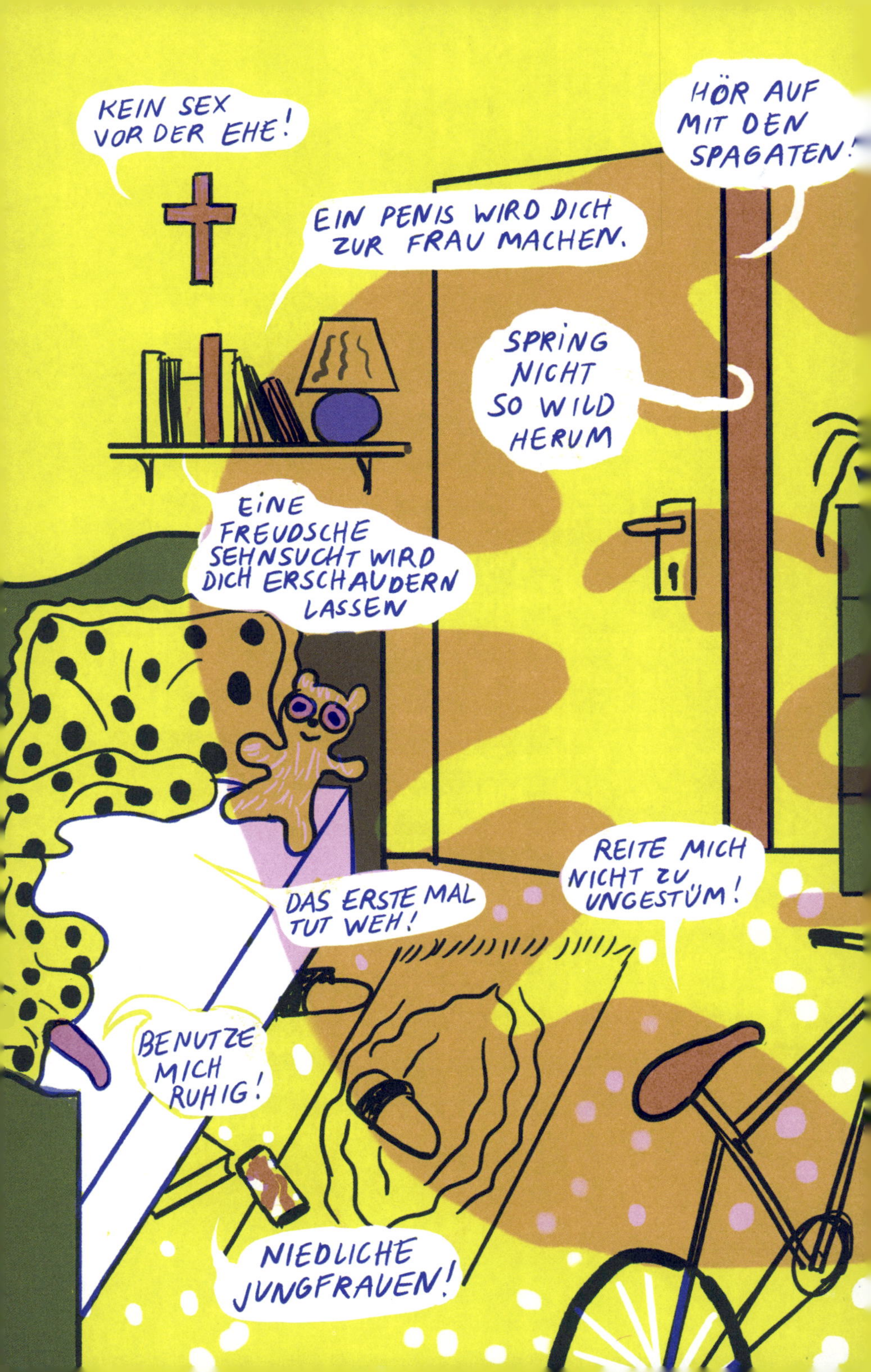
KEIN SEX VOR DER EHE!
HÖR AUF MIT DEN SPAGATEN!
EIN PENIS WIRD DICH ZUR FRAU MACHEN.
SPRING NICHT SO WILD HERUM
EINE FREUDSCHE SEHNSUCHT WIRD DICH ERSCHAUDERN LASSEN
REITE MICH NICHT ZU UNGESTÜM!
DAS ERSTE MAL TUT WEH!
BENUTZE MICH RUHIG!
NIEDLICHE JUNGFRAUEN!

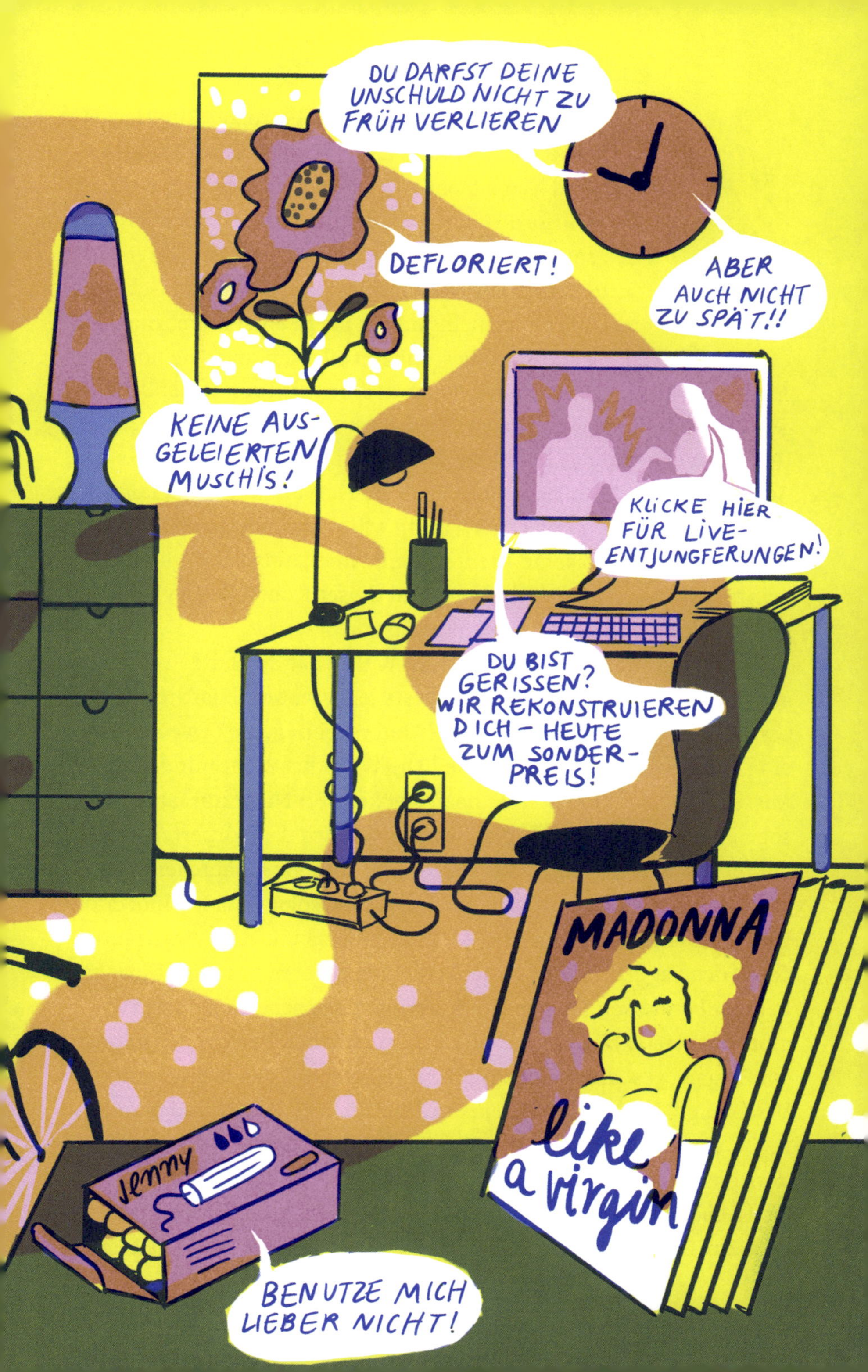
DU DARFST DEINE UNSCHULD NICHT ZU FRÜH VERLIEREN
DEFLORIERT!
ABER AUCH NICHT ZU SPÄT!!
KEINE AUSGELEIERTEN MUSCHIS!
KLICKE HIER FÜR LIVE-ENTJUNGFERUNGEN!
DU BIST GERISSEN? WIR REKONSTRUIEREN DICH – HEUTE ZUM SONDERPREIS!
MADONNA
like a virgin
Jenny
BENUTZE MICH LIEBER NICHT!

Einmal drin, alles hin

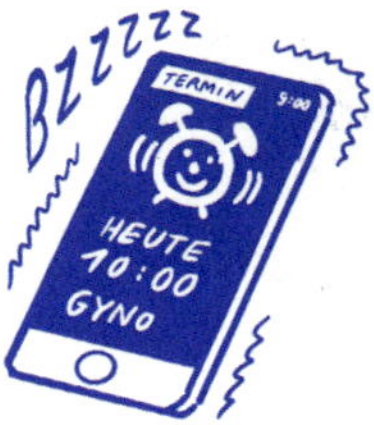

Im November 2019 erscheint die Folge „Life Hacks" des Podcasts *Ladies Like Us* von Nazanin Mandi und Nadia Moham. Darin spricht der Rapper „T.I.", Clifford Harris Jr., über die „Jungfräulichkeit" seiner 18-jährigen Tochter Deyjah. Seit ihrem 16. Lebensjahr, rituell einen Tag nach ihrem Geburtstag, fährt er gemeinsam mit ihr zu einem Gynäkologen, um sich medizinisch bestätigen zu lassen, dass sie noch „Jungfrau" sei. Die Tochter muss den Arzt schriftlich von seiner Schweigepflicht entbinden – nur so darf dieser dem Vater Auskunft geben. Der selbst ernannte „King of the South" erzählt im Podcast, dass der Gynäkologe die „Jungfräulichkeit" anhand Deyjahs „intaktem Jungfernhäutchen" feststellt. Doch warum will er das überhaupt wissen? T.I. ist wichtig, dass seine Tochter „rein" und „unberührt" bleibt. Seiner Meinung nach beschütze er mit dieser Kontrolle Deyjah, die ihm dafür in der Zukunft gewiss dankbar sein werde.

Die Weltgesundheitsorganisation (WHO) hat 2018 die Erklärung abgegeben, dass Jungfräulichkeitstests jeder wissenschaftlichen Grundlage entbehren: Es gibt keine Untersuchung, die beweist, dass eine Person mit Vagina Sex hatte.[1] Die WHO hat recht mit dieser Aussage, doch die Realität ist noch viel krasser: Nicht nur ist die sogenannte „Jungfräulichkeit" unsichtbar, auch das Körperteil, das ein Indiz dafür sein soll – das sogenannte „Jungfernhäutchen" – sieht völlig anders aus als behauptet und ist absolut kein Sex-Indikator. Und doch glauben die meisten Menschen bis heute, dass ein „Häutchen" den Vaginaleingang verschließt und tradieren gruselige Unwahrheiten über dessen Existenz und „Verlust". Tatsache ist jedoch: Es gibt keine Membran, die wie eine Art Frischhaltefolie über den vaginalen Eingang gespannt ist. Es gibt kein „Häutchen", das solange „unbeschädigt" bleibt, bis ein Penis in die Vagina eindringt und es durchstößt, zerreißt oder sprengt. Und es gibt somit auch keinen „Akt", der eine Person „entjungfert", sodass diese keine „Jungfrau" mehr ist. **(Abb. C)** Doch auf solchen falschen Annahmen und irreführenden medizinischen Kategorien wie „intakt" und „nicht intakt" basieren

Geschichten über das „Jungfernhäutchen" bis heute. Diese schwirren überall herum, im Internet, in Büchern, im persönlichen Austausch, in Schlafzimmern, bei Ärzt*innen, in Gesprächen mit Eltern und in unseren Köpfen – mit weitreichenden Folgen. Denn der tief verwurzelte Mythos vom „Jungfernhäutchen" ist nicht nur zwischen den Beinen angesiedelt, sondern durchläuft sämtliche Lebensbereiche. Die Dichtung schränkt die psychische Gesundheit, die Selbstbestimmung und sexuelle Freiheit von vielen Menschen mit Vagina massiv ein. Deshalb können auch trans Männer, nicht-binäre, intergeschlechtliche und a-gender Personen davon betroffen sein. Das muss sich ändern. Die jahrhundertealte Lügenmär muss endlich von der anatomischen Realität abgelöst werden!

Von Kronen und Kränzen

Das vermeintliche „Jungfernhäutchen" ist keine verschließende Hautschicht, sondern eine kranzförmige Ansammlung von Schleimhautfalten, die sich etwa 1–2 cm nach dem Vaginaleingang befindet. Das Gewebe wird gemäß seiner Form auch vaginale Korona (lat. *corona* für Kranz, Krone, von altgr. κορωνός [koronós] für gekrümmt und κορώνη [koróne] für Ring), Schleimhautkranz oder Schleimhautsaum genannt. Diese Falten sehen bei jeder Person unterschiedlich aus, so wie eben auch kein Ohr und keine Nase einander gleicht. Als Illustration in etwa so: 

In den allermeisten Fällen (ca. 80 %) ist die geraffte Hautgirlande ringförmig gewachsen und wird „anulare" Korona genannt, jede Dritte hat an verschiedenen Stellen Einkerbungen. Etwa 19 % der Schleimhautkränze haben einen gezackten Saum und heißen „fransige" Korona. Es gibt seltene anatomische Ausnahmen (ca. 1 %), bei denen der Vaginaleingang teilweise oder ganz verschlossen ist; Teile der Schleimhaut sind miteinander verwachsen. Die „cribriforme" Korona beispielsweise weist mehrere kleine Löcher als Öffnung auf, ähnlich einem Sieb, die „septierte" Korona meistens zwei: Über den Eingang zieht sich ein schmales Gewebeband wie eine Brücke. Ist die gesamte Vaginalöffnung verschlossen – *Hymen imperforatus* – führt dies zu gesundheitlichen Problemen. In der Medizin wird es als eine

Fehlbildung *(Hymenalatresie)* bezeichnet. Studien nennen unterschiedliche Zahlen dafür, wie viele Babies mit Vagina von diesem seltenen Fall betroffen sind – einige sprechen von 0,02 % der Neugeborenen (1 von 5000), andere sagen, es sei noch unwahrscheinlicher.[2] Da es gesundheitsbedrohlich sein kann, wenn sich Menstruationsblut und Sekret in der Vagina stauen, ist bei einer verschlossenen 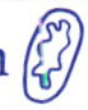 eine operative Maßnahme (eine *Hymenektomie*) notwendig. Auch bei der cribriformen und septierten Schleimhaut kann eine OP erforderlich sein, wenn das Einführen von Tampons oder penetrativer Sex nur unter Schmerzen oder nicht möglich ist. Meistens genügt hierfür ein ambulant ausgeführter, kleiner Schnitt.

Die Kinderärztin Renate Hürlimann weist darauf hin, dass viele Eltern falsche Vorstellungen über die Genitalanatomie ihrer Kinder haben. In der Annahme, das „Jungfernhäutchen" könne zerstört werden, sparen manche Eltern das Genital beim Waschen des Kindes aus, was Entzündungen verursachen kann.[3] Die vaginalen Schleimhautfalten sind ein Überbleibsel aus der Embryonalzeit, während der sie den Vaginaleingang verschließen. Vor und während der Geburt schwimmt das Baby in den Hormonen der gebärenden Person, wodurch sich sein Genital verändert. Es schwillt an und die geschlossene Schleimhaut wird weich, weißlich und öffnet sich direkt oder in der folgenden Zeit zum Beispiel zu dieser Form: 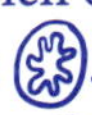. Bis etwa zu ihrem neunten Lebensjahr haben Kinder eine hormonelle Ruheperiode. In der Pubertät unterliegt die Entwicklung der rüschigen Falten der hormonellen Beeinflussung durch Östrogen: Sie werden weicher, faltiger und rosiger.[4] Im Laufe des Lebens kommt es, so wie bei allen anderen Körperteilen auch, zu weiteren individuellen Veränderungen von Form und Beschaffenheit der vaginalen Schleimhäute. Es ist also kein einmaliges Event, das die  abrupt verwandelt, sondern ein kontinuierlicher Anpassungsprozess. Verändern tun sich die Schleimhäute, aber verschwinden tun sie nie.

Auch die beiden Medizinerinnen und Autorinnen Nina Dølvik Brochmann und Ellen Støkken Dahl sprechen in ihrem Tedx Talk *The Virginity Fraud* (2017)[5] über die tatsächliche Beschaffenheit der 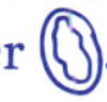. Mit einem großen Samthaargummi demonstrieren sie, wie flexibel sich

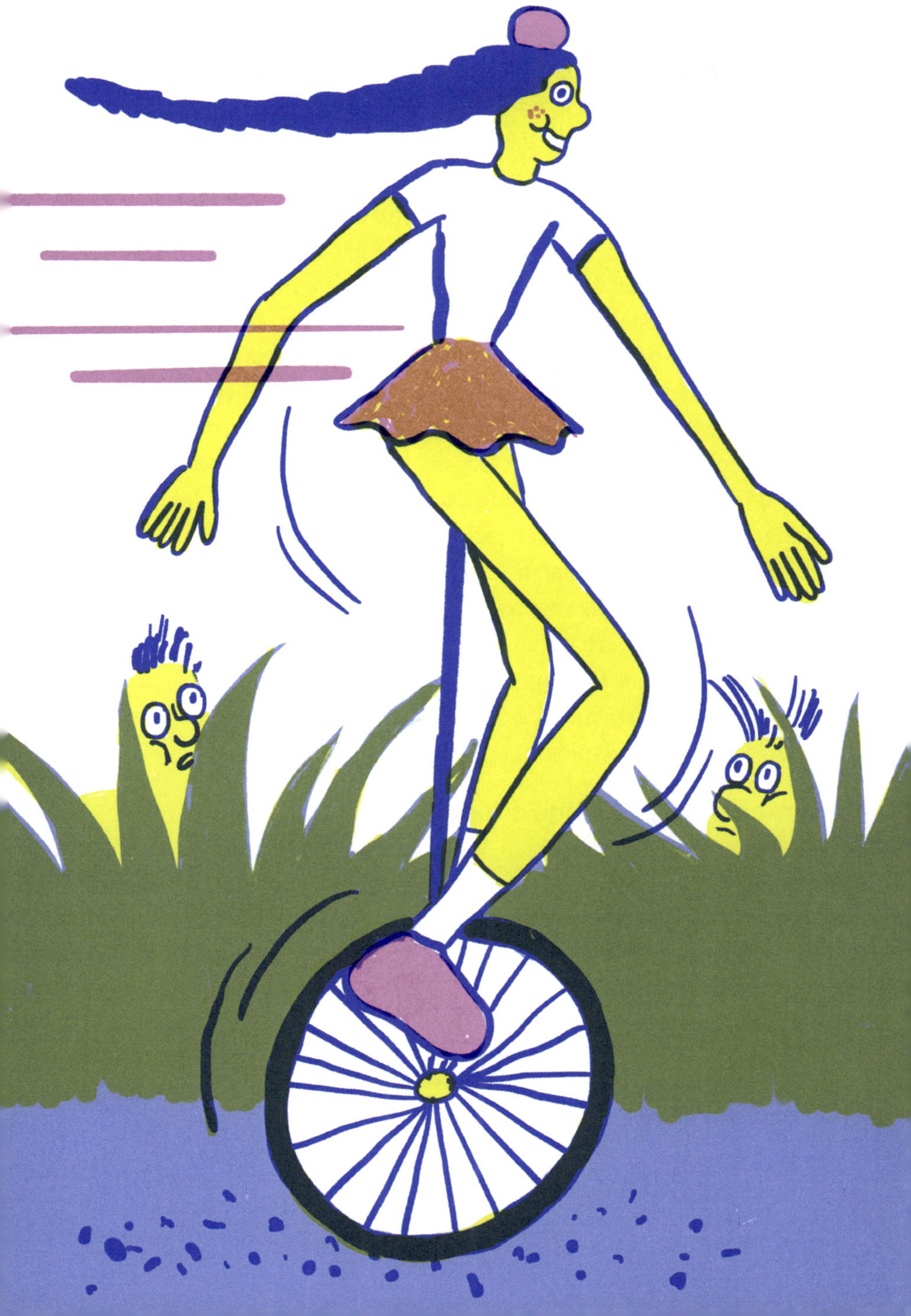

die  anpasst: Wenn ein Tampon oder eine Menstruationstasse eingeführt wird, bei sportlicher Betätigung, akrobatischen Kunststücken, beim Penetrationssex mit Finger, Penis oder Sextoys, am extremsten jedoch bei einer vaginalen Geburt. Fernab aller medizinischen Erkenntnisse hält sich das Gerücht hartnäckig, die Vagina könne „ausleiern". Der 6 bis 13 cm lange, mit Schleimhautfalten ausgekleidete Muskelschlauch verhält sich jedoch wie andere flexible Muskulatur auch: Sie dehnt sich und zieht sich anschließend wieder auf ihre Ausgangsgröße zurück. Bei extremer Ausdehnung – der Umfang eines Babykopfes liegt bei rund 35 cm[6] – kann es zu Rissen und somit zu Verletzungen im Bereich der vaginalen Öffnung kommen. Die Schleimhaut heilt anschließend narbenlos wieder ab. Vergleichen lässt sich dies mit der Mundschleimhaut, die sich nach Verletzungen ebenfalls schnell wieder regeneriert. Bei etwa jeder zweiten Geburt kommt es zu einem Dammriss, bei dem das Gewebe zwischen dem hinteren Rand des Vaginalausgangs in Richtung Darmausgang einreißt.[7] Ist eine Naht erforderlich, orientieren sich die Ärzt*innen beim Vernähen an den (bestehenden!) vaginalen Schleimhautfalten. Auch dieser Umstand beweist, dass das sogenannte „Jungfernhäutchen" selbst nach einer Geburt noch vorhanden ist – und das nicht nur bei der Jungfrau Maria oder *Jane the Virgin*[8]. Wobei letztere nicht absichtlich vom Heiligen Geist befruchtet wird, sondern versehentlich von einer übernächtigten Gynäkologin.

Hymenaios und seine Folgen

Welche Funktion hat also eigentlich dieser Schleimhautkranz? Keine nachgewiesene. Er ist einfach nur da. Im gynäkologischen Jargon heißt er Hymenalsaum, eine gängige wissenschaftliche Bezeichnung lautet kurz *Hymen*. Das ist griechisch und bedeutet Membran oder Haut. Dieser Begriff ist irreführend, da er mit dem Mythos „Jungfernhäutchen" aufgeladen ist: Die Herkunft des Wortes ist nämlich mit der Etymologie der Hochzeitsnacht verwandt und geht auf die Antike und den griechischen Hochzeitsgott Hymenaios zurück. Im 15. Jahrhundert beschreibt der Mediziner Michele Savonarola das vermeintliche Hymen als Beweis für „Jungfräulichkeit": „Die Cervix [*Cervix*

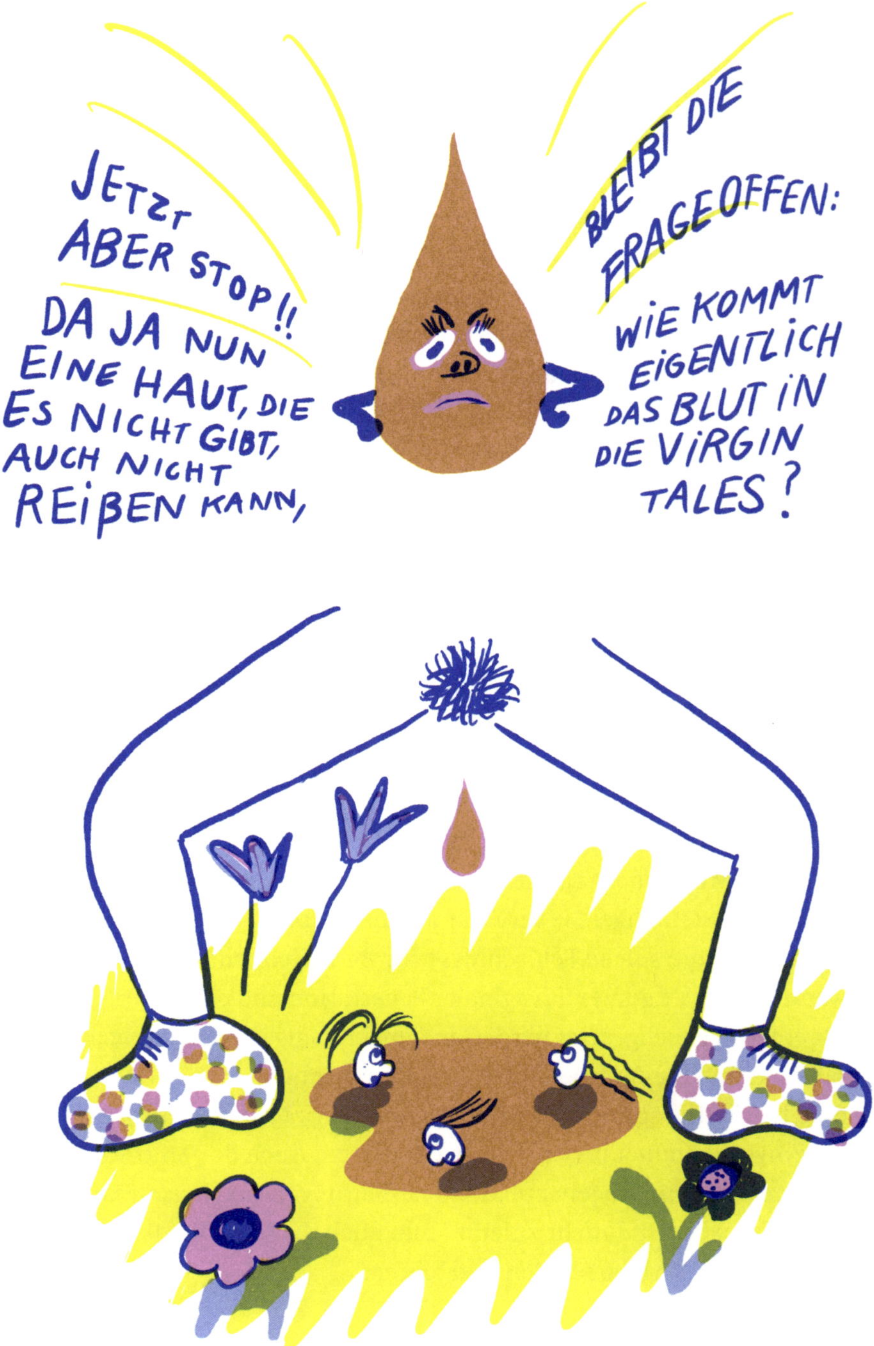
JETZT ABER STOP!!
DA JA NUN EINE HAUT, DIE ES NICHT GIBT, AUCH NICHT REIßEN KANN,
BLEIBT DIE FRAGE OFFEN:
WIE KOMMT EIGENTLICH DAS BLUT IN DIE VIRGIN TALES?

uteri = Gebärmutterhals] wird von einem zarten Häutchen namens Hymen bedeckt, das bei der Entjungferung zerstört wird, sodass Blut fließt.“[9] Die Kulturwissenschaftlerin und Autorin Mithu M. Sanyal erklärt, was offensichtlich sein sollte und es im Rahmen des Jungfernhäutchenmythos so wenig ist: Blut deutet auf Verletzung hin.[10] Savonarolas Interpretation von „Jungfräulichkeit“ geht wohl auch darauf zurück, dass zu seiner Zeit sehr junge Mädchen mit älteren Männern zwangsverheiratet wurden. Penetrativer Sex kann bei anatomischen Größenunterschieden Blutungen verursachen. Man muss davon ausgehen, dass es sich damals oft um Vergewaltigung oder gewaltvolle Situationen handelte, in denen der Penis eines erwachsenen Mannes in die Vagina eines jungen Mädchens eindrang, sodass Wunden und Risse entstanden.

Bis heute wird bei Ermittlungen zu sexualisierten Übergriffen und Vergewaltigung – und das nicht nur in manchen Tatort-Folgen – ein medizinisches Gutachten über ein „intaktes Hymen“ zu Rate gezogen. Fatalerweise! Denn niemand kann der  ansehen, ob die Vagina bereits penetriert wurde – ob einvernehmlich oder nicht. Sexuelle Übergriffe mit körperlicher Gewaltanwendung lassen sich anhand möglicher Verletzungen natürlich nachvollziehen. Ist jedoch im Genitalbereich keine Verletzung sichtbar, bietet die 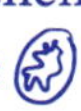 keine anatomische Struktur, die eine Vergewaltigung beweisen oder ausschließen kann.[11] Liegt also der Fokus bei einer solchen Untersuchung auf deren Aussehen, „wird daraus häufig der falsche Schluß gezogen, daß kein sexueller Mißbrauch stattgefunden hat“[12], erläutert die Pädagogin Rosemarie Steinhage. Sie verweist auf die traumatisierenden Konsequenzen, die solche Fehlschlüsse für Betroffene mit sich bringen, wenn Vergewaltigung mit vaginaler Penetration und einem verletzten „Häutchen“ gleichgesetzt wird. Ganz unabhängig von Missbrauchsfällen kann eine Blutung, bedingt durch mechanische Reibung und eine trockene Vagina, selbst bei Menschen vorkommen, die schon oft einvernehmlich penetrativen Sex hatten. Auch der Muttermund kann mal bluten – sogenannte Ektopie-Blutungen sind harmlos und physiologisch. Und nicht zuletzt kann auch die Haut am Penis während des Sex’ verletzt werden und bluten.

Ein feministischer Umgang mit meinem Körper und meiner Lustzone verlangt mir einiges ab. Es fällt mir nicht leicht, nackt und mit gespreizten Beinen vor dem Spiegel zu sitzen, mich neu zu begreifen und mir einen potenten und selbstermächtigenden Wortschatz für meine Genitalien anzueignen. Einen passenden, der weder nach blumigem Märchenjargon noch nach Mittelalter klingt. Ich denke an Catherine Millet, die in ihren Sexmemoiren von ihrem Lustzentrum als „bräunliche[m] Krater" und „hellrote[m] Tal" schreibt. Obwohl ich mich mit Begriffen und Theorien auseinandersetze, fällt es mir in meinem Alltag schwer, Worte zu finden und zu verwenden, die sich für mich stimmig anfühlen: Mein Kopf und mein Bauch widersprechen sich oft. Angelernte Muster und Emotionen sitzen tief.

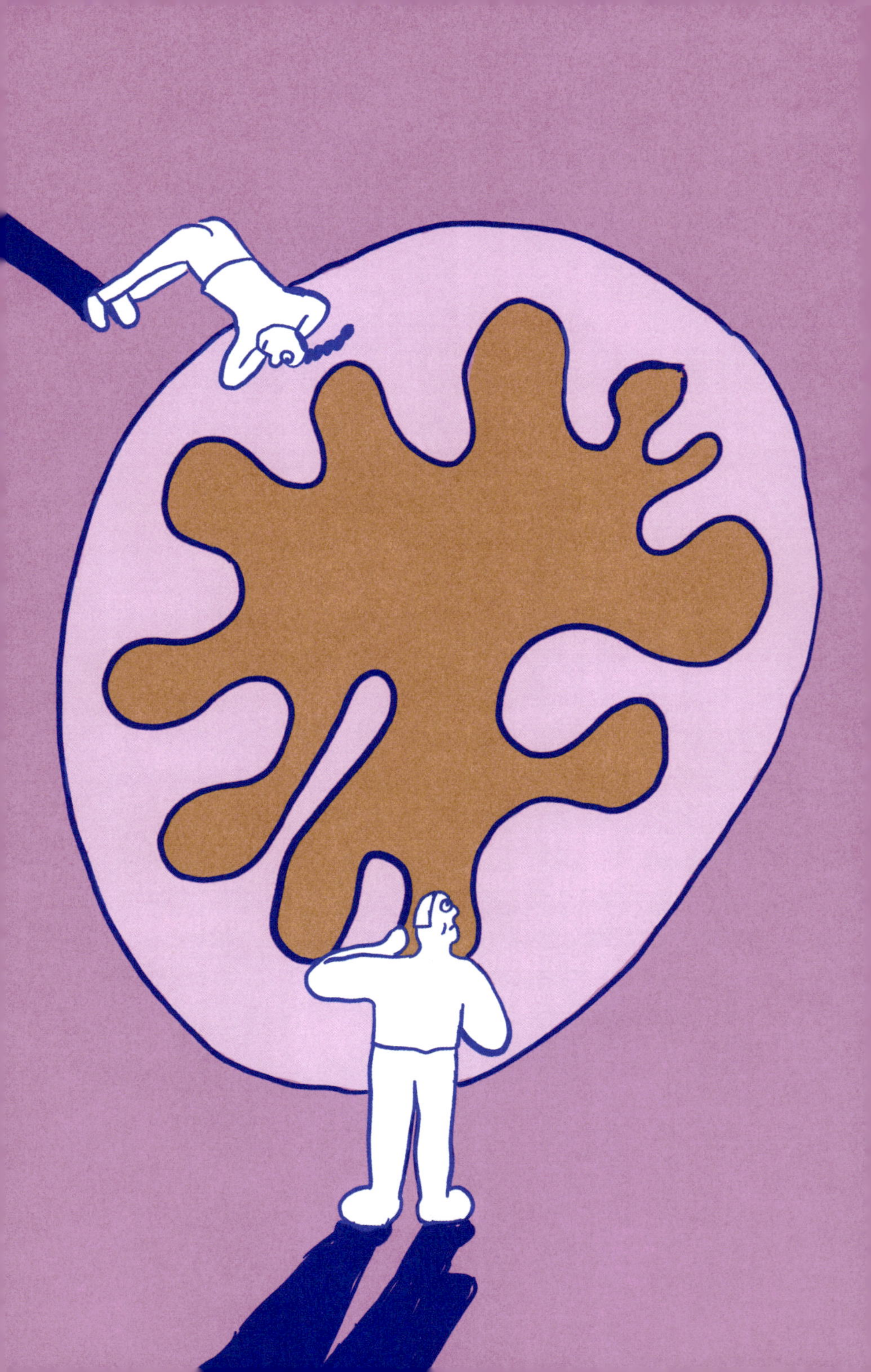

Die Bilder, die wir sprechen

Seit den 1970er Jahren kämpfen in Deutschland Feminist*innen und Aktivist*innen für eine empowernde Bezeichnung für Vagina und Vulva. Jüngere Veröffentlichungen zeigen, dass bis heute Kämpfe und Forderungen nach Aufklärung und einer sichtbaren feministischen Wissensinfrastruktur notwendig sind. Mithu M. Sanyal veröffentlicht 2009 die kulturwissenschaftliche Abhandlung *Vulva. Die Enthüllung des unsichtbaren Geschlechts*, Laura Méritt gibt 2012 das Buch *Frauenkörper neu gesehen* heraus, und Jorinde Wiese startet 2019 die Petition *#KeinBockaufMythen – Schluss mit dem Jungfernhäutchen-Mythos!* Diese und andere Aktivist*innen legen schwer zugängliche Informationen offen und decken Machtstrukturen auf. Sie setzen sich dafür ein, alternative, medizinisch korrekte und vor allem wert- und ideologiefreie Begriffe für die Genitalien zu etablieren. In Schweden gibt es seit 2009 eine neue Regelung für den Begriff *mödomshinna*, das schwedische Pendant zum Wort „Jungfernhäutchen". Die Schwedische Vereinigung für Sexualerziehung, *Riksförbundet för sexuell upplysning* (RFSU), sagt: „Sprache bestimmt, wie wir denken", und ersetzt das Wort *mödomshinna* durch *vaginale Korona* und *Slidkrans* (dt. Scheidenkranz) mit dem Ziel, neben dem Begriff auch den Mythos ein für alle Mal zu begraben. Im deutschen Sprachgebrauch hat sich für die Schleimhautfalten auch 2020 noch keine neue Bezeichnung durchgesetzt. Dazu kommt, dass sich die Diskussionen oft um das „weibliche" Genital drehen, um das Geschlecht der „Frau", wodurch nichtbinäre, inter und a-gender Personen ausgeschlossen werden.

Die Formulierungen und Bilder rund um die  sind so sexistisch, cisnormativ und falsch wie der Mythos selbst. Alles „unten rum" oder „da unten" wird oft verallgemeinernd als *Vagina* bezeichnet, was das vollständige Ausmaß des Genitals ignoriert. Denn *Vagina*, das lateinische Wort für „Scheide", bezeichnet „nur" die Körperöffnung, also den innenliegenden Schlauch, der die äußeren Genitalien mit den inneren, nicht sichtbaren Teilen wie Zervix, Uterus und Eierstöcke verbindet. Die Bezeichnung „Scheide" ist außerdem problematisch **(Abb. A)**, weil sie das Genital auf seine Funktion „als Schwerttasche für das Schwert" reduziert. Der italienische Chirurg Matteo

Realdo Colombo führte das Wort Vagina 1559 in die Medizin ein und beschrieb sie in *De re anatomica* als denjenigen Teil, „in den der Spieß (Penis) eingeführt wird wie in eine Scheide". Eine Allegorie also, die wir dem Weltbild im 16. Jahrhundert verdanken und die sich bis heute hält. Was bedeutet die Annahme, dass die anatomische „Scheide" das natürliche Gegenstück zum anatomischen „Schwert" ist, für eine Gesellschaft? Ganz gleich, ob vaginale Penetration – durch was und wen auch immer – für einen Teil dieser Menschen die größte sexuelle Erfüllung bedeutet oder nicht: Kein Mensch sollte mit einem Körperteil aufwachsen, das nach einem Penis-Behältnis benannt ist. Zudem ist es diskriminierend, dass Menschen, die mit einer Vagina geboren werden, automatisch in der heterosexuellen „Norm" verortet werden.

Der äußere sichtbare Bereich heißt Vulva, vom lateinischen Wort *volva* (dt. Hülle) abstammend. Zur Vulva zählt auch die Klitoris. Diese wurde lange Zeit missachtet bzw. auf eine sichtbare Perle oder einen Knopf reduziert, obwohl ihr innenliegender unsichtbarer Teil 90 % ihres Umfangs ausmacht. Größe und Funktionen der Klitoris werden seit der Antike so interpretiert, dass sie zur gesellschaftlichen Sexualmoral und Norm passt. Wiederholte Male wurde sie auch aus Büchern gestrichen. Eine ihrer populärsten Wiederentdecker*innen ist die australische Forscherin und Urologin Helen O'Connell. 1998 wurde sie von ihr als umfassender Komplex beschrieben, der vor allem aus Schwellkörpern, Schwellgewebe, Muskeln und Drüsen besteht. Der sichtbare „Kitzler" ist demnach nur die kleine Spitze eines umfassenden Systems, welches von Feminist*innen unserer Jetztzeit in ihrem vollen Ausmaß (mal wieder) wild gefeiert wird.[13] Auch wenn der Begriff Vulva langsam populärer wird, ist die Vulvasphäre noch heute übersät von verbalen „Beschämungen". Wie kann ein Schambereich, bestehend aus Schamhügel, Schamhaaren und inneren und äußeren Schamlippen, zu einem positiven Körpergefühl führen?

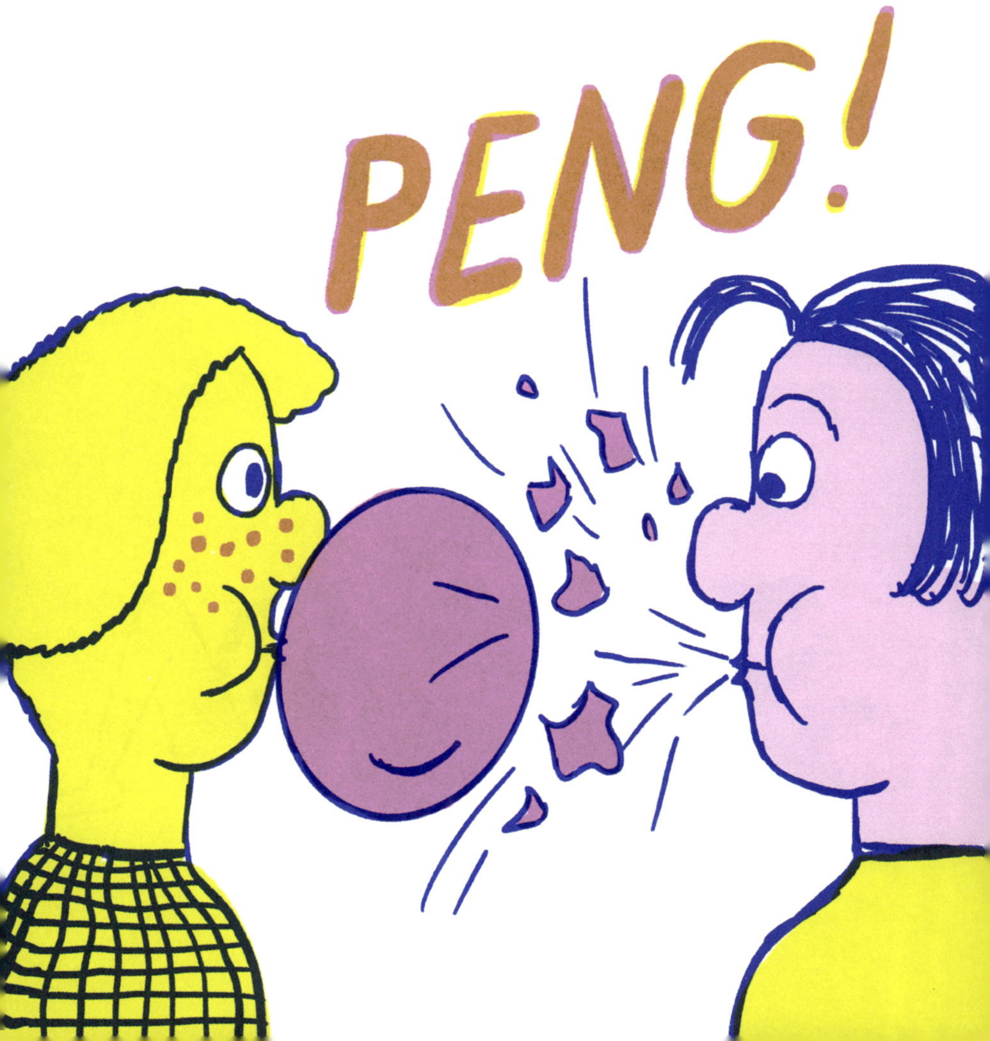
PENG!

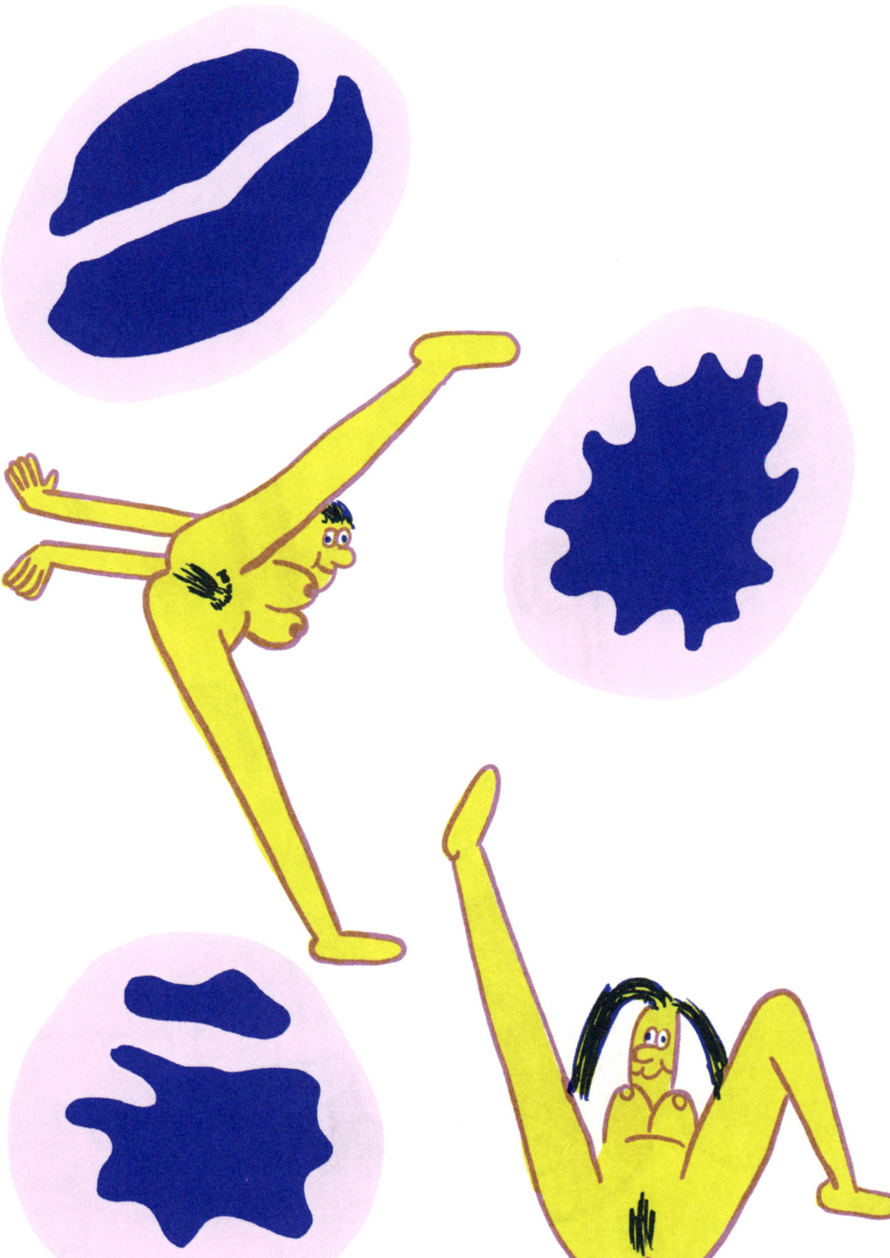

Breitbeiniges Sprechen

Wie ist es möglich, den Mythos „Jungfernhäutchen" zu de-konstruieren, ohne ihn mit der gewohnten Wortwahl zu re-produzieren? Das Sprechen über die Inhalte des Patriarchats, auch wenn es um Kritik am diskriminierenden Zwei-Geschlechter-System und an sexistischen Mythen geht, bleibt ein Sprechen in der Sprache des Patriarchats, mit seinem Wortschatz und in seiner Ideologie. Laut Judith Butler ist die Sprache ein Instrument der Macht, die Menschen untereinander ausüben und die sich durch die Gesellschaft und mitten in ihr konstituiert.[14]

Sprache kreiert statische Normen und somit auch Leerstellen. Etymologisch aufgeladene Begriffe wie „Scheide" und „Schambein", fehlende Bezeichnungen für Körperregionen und mythenumrankte Charaktere wie die „Jungfrau" machen deutlich, dass Wörter neu erfunden, der Diskurs erweitert und die Sprache revolutioniert werden muss. Es braucht ein schamloses Sprechen und Schreiben über die intimen Konsequenzen, die dieses patriarchale Hirngespinst mit sich bringt. Es braucht ein gemeinsames Aufbegehren, ein Anknüpfen an bisherige feministische Errungenschaften und es braucht begriffliche Alternativen. Bezeichnungen, die auch aus medizinischer Sicht präziser sind – wie innere und äußere Vulvalippen statt Schamlippen –, müssen sich endlich durchsetzen.

Die Sexualpädagogin Souzan AlSabah aka Ella Berlin schlägt zum Beispiel für den inneren und äußeren Genitalbereich das Wort „Vulvina"[15] vor. Diese Verschmelzung von Vulva und Vagina klammert den diskriminierenden Aspekt, der dem Begriff „Scheide" und seinem lateinischen Ursprung innewohnt, bewusst aus. Mit solchen Alternativen und Neuzugängen kann die Wiederholung durchbrochen werden und Sprache Veränderung bewirken.

Doch welches Wort kann das „Jungfernhäutchen" ersetzen? Es muss ein Wort sein, das die anatomische Realität transportiert, also den schlichten Schleimhautfaltensaum als das bezeichnet, was er ist. Ein solches ideologiefreies Wort haben wir derzeit noch nicht, deswegen stehen in diesem Text Bilder an dessen Stelle:

Als ich meinen Schleimhautkranz zum ersten Mal entdeckte, dachte ich, etwas sei nicht „in Ordnung“. Binnen Sekunden schwirrten grausige Diagnosen und Gedanken durch meinen Kopf: Vaginalprolaps? Geschwür? Geschlechtskrankheit? Strafe fürs Ficken! Das Schlimmste dabei: Ich spürte eine Abneigung gegen mich selbst. Was ich sah, interpretierte ich als krank. Wenige Tage nach meiner Selbsterkundung saß ich bei einer gynäkologischen Kontrolluntersuchung, gewohnt breitbeinig, untenrum frei, stillschweigend. Die Gynäkologin tat, was sie immer tat, und blickte tief. Ich nahm ihren ins Spekulum gesprochenen Satz mit hinter den Vorhang, wo ich mich rasch wieder anzog. „Es sieht alles in Ordnung aus“, hallte es in meinem Kopf noch einmal nach. Mein Schreck über „das da unten“ war schneller wieder verflogen, als das Ultraschallgel aus mir heraustropfen konnte. Aus den Augen, aus dem Sinn – meine Scham- und Problemzone.

Wer hat Angst vorm „ersten Mal“?

Welches Bild entsteht eigentlich als erstes beim Gedanken an Sex? Eine heterosexuelle Begegnung nach einem von Missionaren[16] verfassten Drehbuch womöglich: Ein Mann und eine Frau kopulieren, indem der Mann mit erigiertem Penis in die Vagina der Frau eindringt. Heterosexualität wird in der Gesellschaft fatalerweise als Norm angesehen und fälschlicherweise oft als „natürliche“ Sexualität bezeichnet. Auch bei der Sexualaufklärung in Schulen geht es um Sex zwischen Mann und Frau, um Reproduktion, Prävention von Schwangerschaft und Geschlechtskrankheiten. Dabei ist die Realität – natürlich – eine andere: Sex sieht bei jedem Menschen unterschiedlich aus und bedeutet auch für jede Person etwas anderes.

In queer*feministischen Kreisen wird schon lange kritisiert, dass das gängige Bild von Sexualität eindimensional ist. Es ist zu sehr auf den männlichen (heterosexuellen) Blick, die männliche Lust und Begierde und die Ejakulation des Penis konzentriert. Alles, was vom heteronormativen Bild abweicht, ist entweder Vor- oder Nachspiel – oder eben „nicht normal“. Das ist angesichts der Tatsache, dass die Frau in der „westlichen“ Welt erst seit wenigen Jahrzehnten als eigenständiges und forderndes Subjekt ernstgenommen wird, auch nicht verwunderlich. Eine angemessene Auseinandersetzung mit der bedeutet auch eine Auseinandersetzung mit gängigen Sexualvorstellungen und tradierten Geschlechterrollen. Es braucht dringend eine sexpositive[17] Sprache, die das Spektrum der Möglichkeiten zwischenmenschlicher Zuneigung, von (Un-)Lust und Begierde – unabhängig von definierten Geschlechterkategorien – in Worte zu fassen weiß.

Wenn, laut Patriarchat, die Frau die biologische Hüterin der Monogamie ist, so ist das „Jungfernhäutchen“ ein Instrument, dass ihre Sexualität kontrollieren soll. Ihre Identität als sexuelles Wesen ist der Dichtung nach nur in Verbindung mit einem Mann möglich, durch und für ihn. Dieses Narrativ ist bis heute mächtig: Ausgehend von der Legende, dass das „erste Mal“ schmerzt, weil die durchstoßen wird, ist es naheliegend, dass es bei diesem angeblich einschneidenden Erlebnis eher um Angst als um Spaß geht. Im Beckenboden, der unmittelbar mit dem peripheren Nervensystem verbunden ist, können

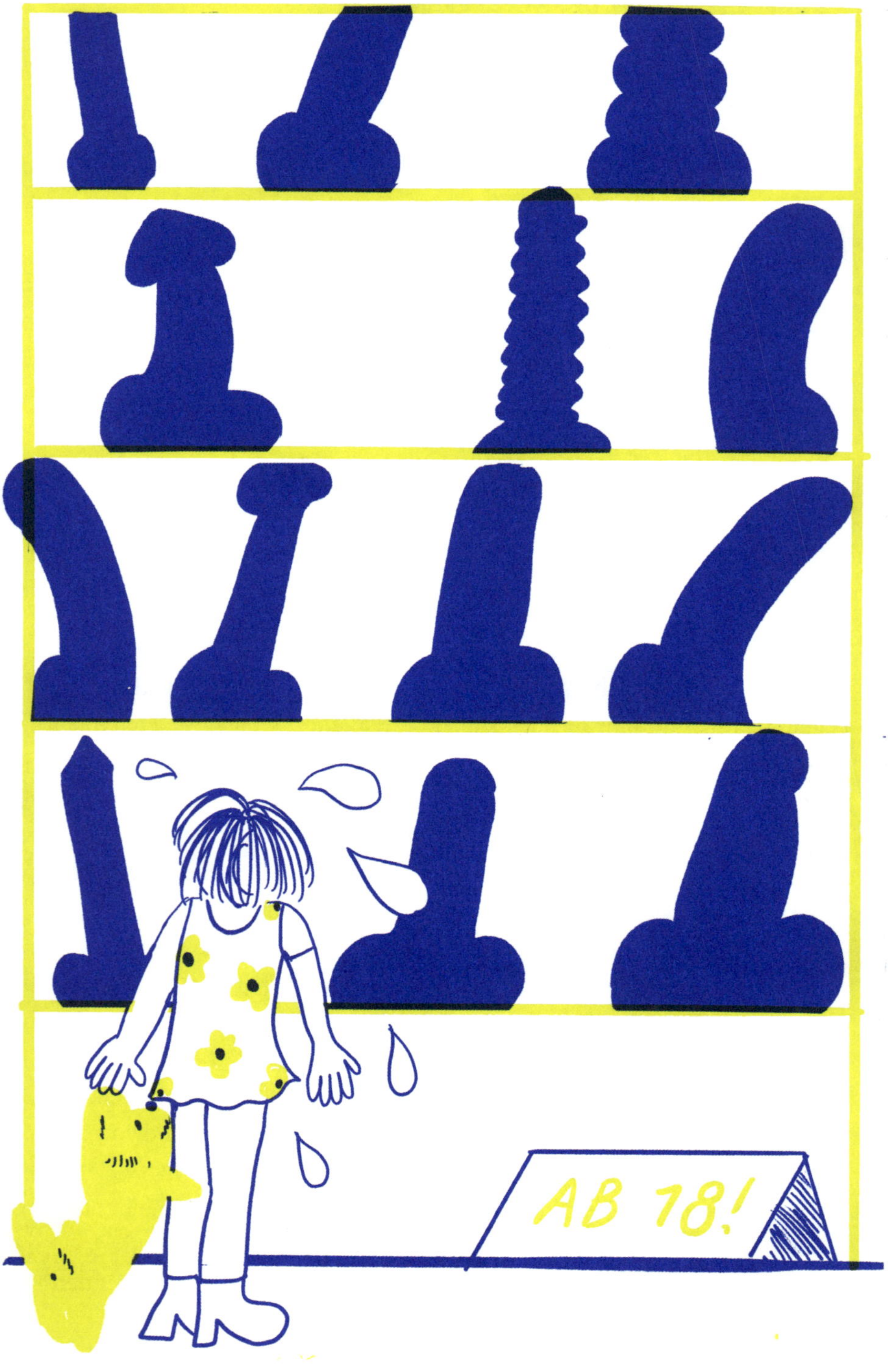
AB 18!

solche Gefühle zu muskulärer Anspannung und zu Krämpfen führen. Es ist also nur verständlich, dass Schauergeschichten vom „ersten Mal" Druck im Schoßraum aufbauen, mit der möglichen Konsequenz, dass es tatsächlich wehtut und womöglich zu einer Verletzung kommt. Körper reagieren auf Emotionen: Auch bei Menschen mit Penis kann die Situation Ängste auslösen, denn sie müssen schließlich „aktiv" sein und das „schmerzhafte Durchstechen" übernehmen.

Die 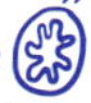 hat in ihrer tradierten Rolle als Membran die metaphorische Aufgabe, die Frau vor dem Sex zu verschließen und sie in diesem Zustand als „unberührt" und „rein" zu mystifizieren. Die Vorstellung ist, dass etwas „Einmaliges" in Verbindung mit einem Mann geschieht, was sie körperlich und mental „verändern" werde. Die Frau werde durch einen Mann zur „ganzen Frau" gemacht, er nehme ihr ihre „Unschuld" und „Reinheit", indem er sie „defloriert" – sie der Blüte beraubt – und somit „entjungfert". Dieser Mythos lebt von sexistischen Annahmen, die in der Gesellschaft über „männliche" und „weibliche" Sexualität kursieren. Der Mann wird als aktives und forderndes Wesen dargestellt, das gerne „fremdgeht". Die Frau als sein Gegenstück, als passives und empfangendes Wesen, das sich nach einer treuen Zweierbeziehung und „wahrer Liebe" sehnt. Diese zwei Schablonen manifestieren Geschlechterstereotype, unter denen viele Menschen leiden.

Sie spiegeln sich auch im Sprechen über Sex wider. Warum heißt es denn nicht: „Während des Sex' umschließt oder überstülpt die Vagina den Penis?" Die Autorin Bini Adamczak schließt diese sprachliche Lücke, indem sie als Gegenbegriff zur Penetration (lat. *penetrare*, dt. eindringen, durchdringen) das Wort *Circlusion* (dt. umschließen, überstülpen; Zirklusion) vorschlägt.[18] Damit bietet sie eine Alternative, sich beim Sprechen über Sex vom Peniszentrismus zu emanzipieren. Den Blickwinkel umzukehren ist nützlich, um derartige Leerstellen aufzuzeigen. Das letztendliche Ziel ist jedoch, dass sich niemand an vorgeschriebene Rollen halten muss und jeder Mensch frei darüber entscheidet, wer mit wem was erlebt und wer dabei „die Führung" übernimmt, falls diese überhaupt gewünscht ist. Sex ist weit vielfältiger als ein Wort, das eine Begegnung auf reibende, stoßende und einander umschlingende Genitalien reduziert.

Dass traditionelle Rollenverteilungen Versagensängste heraufbeschwören können, thematisiert die britische Fernsehserie *Chewing Gum* (2015/2017). Zwei Staffeln lang geht es um das sexuelle Coming of Age der Hauptprotagonistin Tracey, deren Boyfriend Connor unter der ihm zugeschriebenen Entjungferungsaufgabe leidet. Unablässig beschwört er sich: „Don't fuck up. Don't fuck up." Doch mit diesem inneren Gedankenloop blockiert er sich selbst und bekommt Erektionsprobleme. Sasha, eine Internetbekannte, die Tracey zu einem geplanten „Threesome" eingeladen hat, um ihr „Twosome" mit Connor zu erleben, gibt den beiden folgenden Rat: „Let's use toys. Look at the gays, OK? Bum sex is rarely the order of the day. They do loads of other shit, they use loads of other bits. Stop making his dick the center of sex. Dick-centric sex sucks."[19]

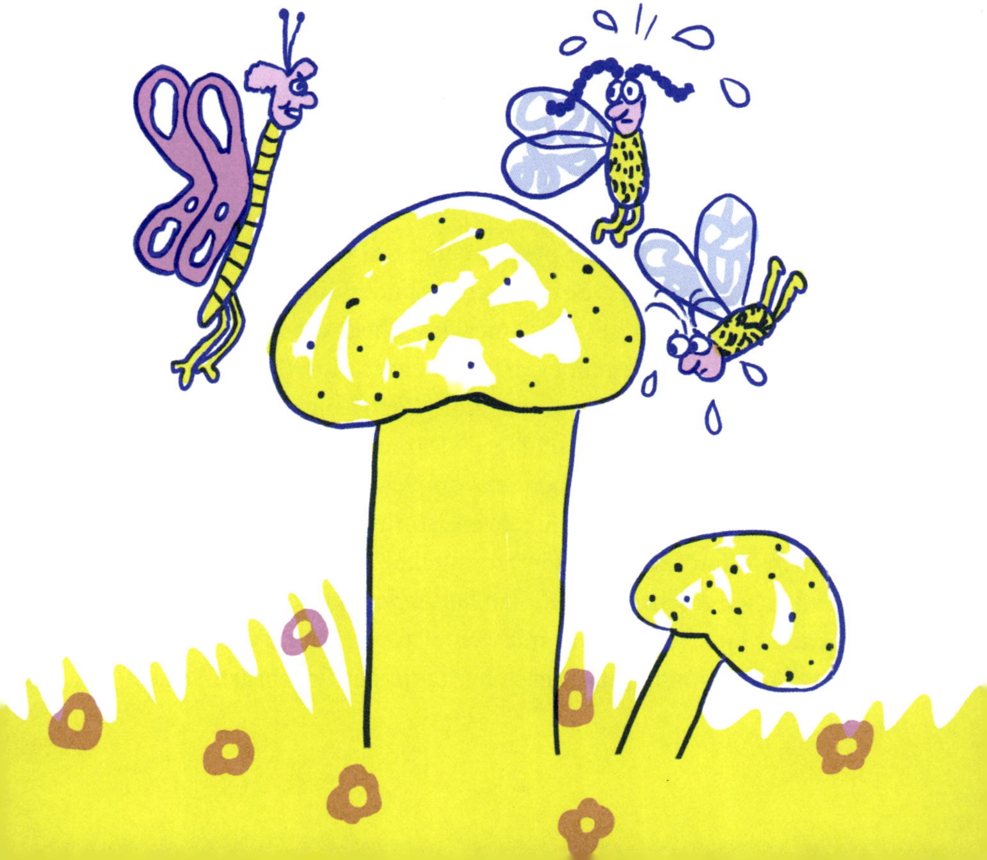

Der „Jungmann“ ein Trottel, die „Jungfrau“ ein Fetisch

Keine sexuelle Erfahrung zu haben, ist für Männer – vor allem ab einem gewissen Alter – oft mit einem peinlichen Stigma behaftet. Sexuell aktiv sein zu müssen, um einem bestimmten Bild von Männlichkeit zu entsprechen, kann großen Leistungs- und Leidensdruck verursachen. Da das Thema sozusagen jede*n etwas angeht, sind in der Popkultur „Jungfräulichkeit“ und die „Defloration“ ein beliebtes Sujet. Männliche „Jungfrauen“ werden gerne als nerdige Protagonisten und Loser dargestellt. In diversen amerikanischen Komödien, wie *American Pie* (1999–2012), *The 40-Year-Old Virgin* (2005) oder *Superbad* (2007) wurde der „Jungmann“ zum Kassenschlager. Der einfache Plot ist die klassische Heldenreise. Die „unerfahrenen“ Männer entsprechen meist nicht dem konventionellen Schönheitsideal. Sie sind schüchtern, ungeschickt und wollen nur eins: endlich Sex mit einer Frau. Die Protagonisten sind das ideale Opfer zum Auslachen und Fremdschämen. Meist verhelfen ihnen Alkohol, Nachtclubbesuche sowie Tipps und Tricks von erfahrenen Männern aus der angeblichen Bredouille. Selbstverständlich enden diese Filme so gut wie immer mit einem Happy End: Der Mann hat Sex, ist sein Stigma los und gewinnt an Status.

Bei Frauen hingegen kann sexuelle Enthaltsamkeit den „Marktwert“ und das soziale Ansehen erhöhen. Die „Jungfrau“ ist zwar „unerfahren“, doch meist schön, jung und sexy. Vor allem hat die „Unschuldige“ keinen blassen Schimmer davon, wie anziehend sie auf Männer wirkt, was ihren Reiz noch verstärkt. Im sogenannten Skandalbuch *Fifty Shades of Grey* (2011), das auch durch die verfilmte Trilogie (2013–2017) bekannt ist, wird diese Ideologie vorgeführt. Die Protagonistin Anastasia, eine 22-jährige attraktive und schüchterne Literaturstudentin, ist eine „Jungfrau“ par excellence. Als sie und Christian, ein deutlich älterer erfolgreicher Geschäftsmann, zum ersten Mal Sex haben, gesteht sie, noch „Jungfrau“ zu sein, auch onaniert habe sie noch nie. Seine Reaktion: „Du bist eine bemerkenswert mutige Frau. Bitte, Ana, schlaf mit mir! …Wir werden deine Situation bereinigen.“ Christian führt die „Unerfahrene“ in den Sex und

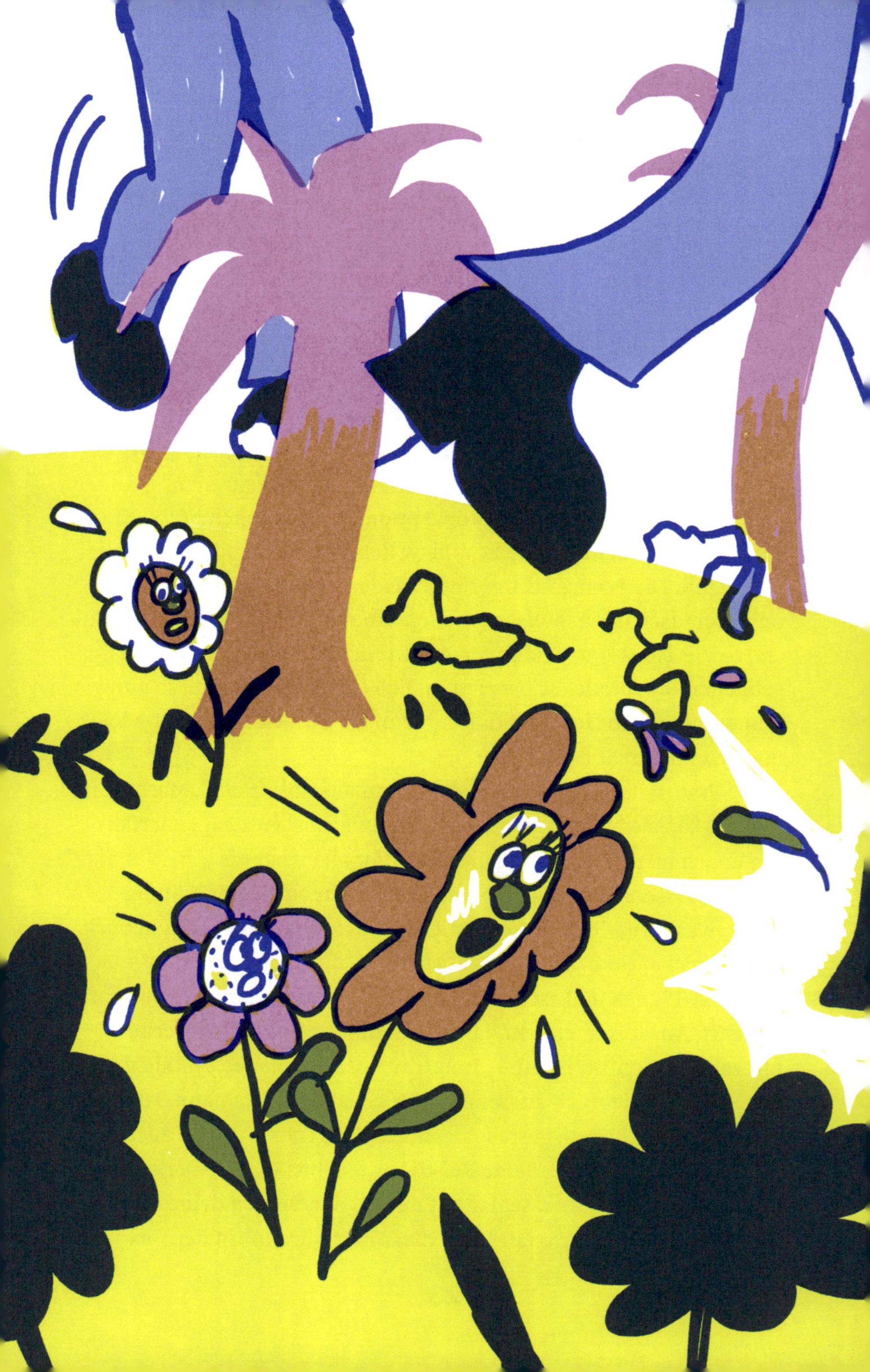

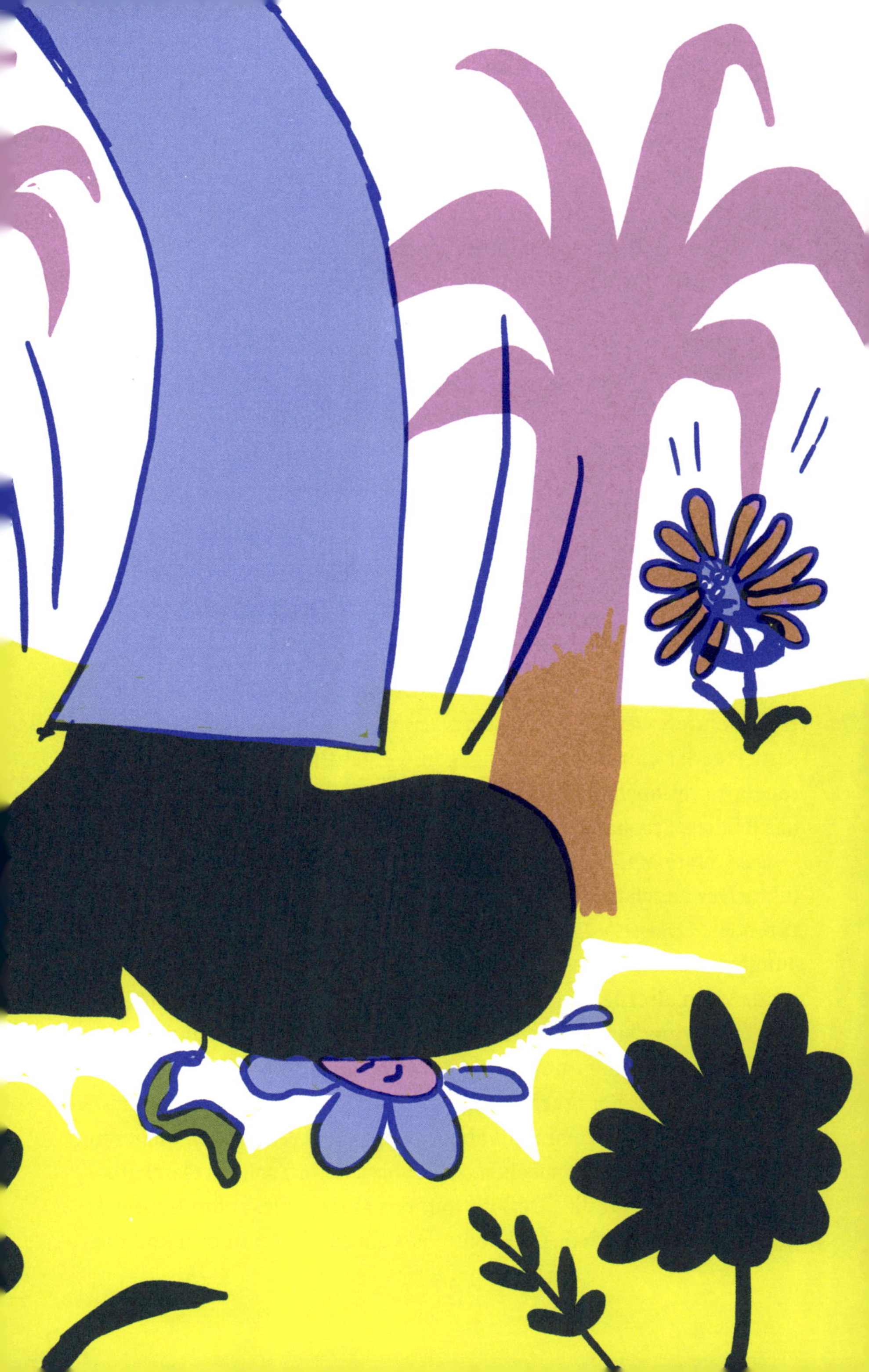

damit in das Frausein ein. Er ist ihr Lehrer und Meister, der ihr ermöglicht, sich selbst, ihren Körper und ihre Sexualität kennenzulernen. Mehr noch: Christian erzieht Anastasia zu seiner „Sub“ – im BDSM-Jargon eine passiv-unterwürfige Person. Wie Dornröschen erwacht sie aus ihrem enthaltsamen Schlaf und wird zu einer leidenschaftlichen und experimentierfreudigen Liebhaberin. Der Geschichte mangelt es natürlich nicht an Moral. Denn obwohl Christian schon unzählige andere Gespielinnen hatte, kann er sich nur in Ana verlieben, sich nur ihr öffnen. Nur sie, die als unschuldige „Jungfrau“ sein Herz erobert und die er selbst „entjungfert“, kann von ihm geliebt werden.

Eine umgekehrte Rollenverteilung zeigt sich in der Vampir-Saga *Twilight* (2005–2008), die eine ganze Generation von Jugendlichen bei ihren ersten Erfahrungen rund um Liebe und Sexualität begleitete. Auch in dieser Geschichte ist die Protagonistin Bella „Jungfrau“, als sie auf den Vampir Edward trifft. Dieser hatte in seinem langen Vampir- und kurzen Menschenleben selbstverständlich schon Sex, will jedoch mit der schönen „Jungfrau“ die „körperliche Vereinigung“ erst nach der Hochzeit eingehen. Auf unzähligen Seiten wird Bella als lüsterne Frau dargestellt, deren körperliche Bedürfnisse von ihrem Freund reglementiert werden. In diesem Narrativ ist die Frau die Triebgesteuerte, der Vampirmann hingegen – eigentlich „Biest“ und „Blutsauger“ – rational und züchtig. Es überrascht nicht, dass die Autorin des Buches, Stephanie Meyers, Mormonin ist.

Das „erste Mal“ kann mit der richtigen Vermarktung auch ein lukratives Geschäftsmodell sein. Auf Websites von Vermittlungsagenturen wie *Cinderella Escorts* werden Frauen mit einem medizinischen „Jungfrauenzertifikat“ für hohe Summen versteigert. Der Höchstbietende kann alternativ auch sein eigenes ärztliches Fachpersonal zur „Entjungferung“ mitbringen oder gemeinsam mit der gekauften „Jungfrau“ eine Praxis aufsuchen, um sich die „Virginität“ verifizieren zu lassen. Im Trailer erzählen die zumeist 18-Jährigen, dass sie mit dem Geld ihren Studienkredit abbezahlen, eine Weltreise finanzieren oder ihrer Familie helfen wollen. 2,3 Millionen Euro soll ein Geschäftsmann angeblich für die „Defloration“ des Models Alexandra Kefren geboten haben. Doch das Geschäft kam nie zustande. Kefren und die

Agentur zerstritten sich über die Aktion, die vermutlich vor allem als Werbekampagne für *Cinderella Escorts* dienen sollte.

Die „Jungfrau“ unterliegt einem sexualisierten und damit widersprüchlichen Konzept: Auch im Pornogeschäft ist sie zu finden.[20] Die Website *defloration.com* bietet Videos von „echten Entjungferungsakten“ an. Die  wird dort als „geheimnisvoll“ und „leicht verletzbares Gebilde“ betitelt. Die angebliche „Defloration“ wird von Tommy, dem selbsternannten „Virgin Whisperer“ vorgenommen, der zu jeder jungen Frau (Durchschnittsalter: 18 Jahre und 1 Tag) einen Blogpost verfasst. Auch die „Entjungferten“ schreiben von ihrem „ersten Mal“ und bedanken sich für den gnadenvollen Akt und die Eintrittskarte in die Welt des Sex. Sie werden mit einem Foto samt photogeshoptem Detailbild von ihrer 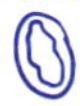 vor dem „Entflüstern“ porträtiert. Teilweise sind dort verschlossene Schleimhäute abgelichtet, die wie Klarsichtfolie glänzen. Andere zeigen tatsächliche anulare Koronen. Wie auch immer sie dargestellt werden – am Schluss klebt Kunstblut am Penis des „Jungfrauenflüsterers“.

So ist die „Jungfrau“ für einige ein teures Liebhaberstück und für andere eine verehrungswürdige Trophäe. Doch worin besteht denn nun eigentlich der vermeintliche Mehrwert einer „Jungfrau“ gegenüber einer „Entjungferten“? Für Telly, dem selbst ernannten „virgin surgeon“ aus dem Film *Kids* (1995), ist das „Entjungfern“ junger Mädchen der magische Zugang zum Sex-Nirwana: „Keine Krankheiten. Keine ausgeleierten Muschis. Kein Dreck. Nichts. Nur pures Vergnügen.“ Der kontrovers diskutierte Film erzählt vom Leben einer Gruppe von Teenagern im New York der 1990er Jahre: Sie vögeln, prügeln, kiffen, skaten und sie übertragen beim ungeschützten Sex unwissentlich HIV.

Eine christliche Legende, deren Ursprünge bis ins 16. Jahrhundert zurückreichen, besagt, dass das reine Wesen der „Jungfrau“ sogar magische Kräfte besitze. Laut des „Jungfrauen-Reinigungsmythos“ können sich Männer durch Sex mit „Jungfrauen“ von sexuell übertragbaren Krankheiten wie Aids heilen. Schrecklicherweise spielt dieses gefährliche Gerücht im Zusammenhang mit Vergewaltigungen bis heute eine Rolle.[21]

Ein Freund von mir wuchs in Berlin auf, wurde streng katholisch erzogen und bekam bei nachmittäglichen Jugendtreffs in der Kirche vermittelt, dass körperliche Enthaltsamkeit Voraussetzung für die Ehe sei. Eines nachmittags wurde ein Sack mit Äpfeln durch die Reihen gereicht. Jede*r durfte sich einen nehmen. Die meisten Äpfel waren rot und saftig, aber es gab unter ihnen auch angebissene, deren braune Stellen bereits zu schimmeln begannen. Der Pfarrer verwendete das faulige Obst als Symbol für die Menschen, die schon Sex vor der Ehe hatten, und schloss die Übung mit der Frage: „Wer von euch möchte denn den angekauten Apfel?“

Maria, Madonna und andere Heilige

Die Mutter aller „Jungfrauen" ist und bleibt die „Jungfrau" Maria. Aus heutiger Sicht ist zwar umstritten, ob das Wort „Jungfrau" nicht auch als „junge" Frau oder „unverheiratete Frau" übersetzt werden könnte – ohne keusch aufgeladen zu sein. Unumstritten ist jedoch, dass Maria bis heute *das* Idol der Enthaltsamkeit verkörpert. Sie ist ein Vorbild für demütige Mutterschaft, als Gefäß Gottes ein übermenschliches Wesen und in diesen Rollen eine wichtige Figur im Christentum. „Mir geschehe, wie du gesagt hast" lautet ihr Mantra und spätere Interpretationen ihres Schicksals im Lauf der Kirchengeschichte lasen heraus, dass sie Gottes Sohn „jungfräulich" gebar.

Frauen, die sich lebenslänglich der fleischlichen Lust entsagen oder sich sexueller Verfolgung durch Selbstverstümmelung oder Suizid entziehen, werden als Heilige verehrt. Einige opferten ihr Augenlicht, um in sakrale Lüfte gehoben zu werden. Dieser Akt symbolisiert der Überlieferung nach, dass sie „nur Augen für Gott oder Christus" hatten. Unklar ist, wie selbstbestimmt sich die Heilige Lucia von Syrakus, Patronin der Blinden (304 n. Chr.), ihrem Sehorgan und damit ihrer sexuellen Lust entledigt hat. Es gibt unterschiedliche historische Quellen: Eine These ist, dass ihr die Augen während der Folterung durch den heidnischen, römischen Kaiser Diokletian entnommen worden seien. In einer anderen Version heißt es, sie selbst habe sie sich herausgerissen, um sich ein Leben als Zwangsprostituierte im Bordell zu ersparen. Wie dem auch sei: Sie wurde zur keuschen christlichen Märtyrerin gekürt.

Zwei weitere christliche Prinzessinnen, die heilige Medana aus Irland und die heilige Triduana aus Schottland, sollen sich von heidnischen Liebesanwärtern bedroht gefühlt haben. Die Männer verliebten sich in ihre wunderschönen blauen Augen und wollten die Frauen für sich gewinnen. Um sich von den ungewollten Avancen ein für alle Mal zu befreien, riss sich Medana ihre Augäpfel heraus und schmiss sie dem Liebenden vor die Füße. Triduana stach sich mit einem Dorn ihre Augen aus und übergab sie dem Liebestrunkenen als Spieß. Eine bedingungslose Hingabe zu Gott können Frauen der Legende nach nur durch marianische Enthaltsamkeit ausdrücken – auch wenn das bedeutet, sich mit Selbstverletzungen vor weltlichen Versuchungen oder sexueller Bedrängung zu schützen.

Im Gegensatz zu Männern wurden Frauen im frühen Christentum als minderwertig und unrein angesehen; sie standen der Überlieferung nach der Natur und dem Primitiven nahe und galten als triebgesteuert. Die Identität der „Jungfrau“ war ein Ausweg aus dieser Zuschreibung. Die religiöse Schrift *Holy Maidenhood* oder *Letter on Virginity* (ca. 1200 n. Chr., Verfasser unbekannt) bestärkt Frauen darin, ihre vorgegebene Rolle als Ehefrau und Mutter abzulehnen und sich der Religion zu verschreiben. Der Text warnt klar und deutlich davor, sich der Gesellschaft und dem Mann nicht als Küchenangestellte und Geburtsmaschine zu unterwerfen.

Bewusster Boykott von Sex mit Männern bot manchen Frauen auch die Chance, sich in einer männerdominierten Gesellschaft zu behaupten. Ein historisches Beispiel hierfür ist Jeanne d'Arc. Sie konnte ihre Machtposition in Politik und Gesellschaft nur erreichen, indem sie sich dazu entschied, vorgefertigte Geschlechterrollen nicht anzunehmen und sich Zuschreibungen wie „emotional“ und „irrational“ zu verwehren. Sie eignete sich „männliche“ Verhaltensweisen und Kleiderkonventionen an, um gesehen und gehört zu werden. Ähnlich die sagenumwobenen Amazonen – angeblich männerhassende kriegerische „Jungfrauen“. Sie waren der Legende nach sowohl „männergleich“ als auch „jungfräulich“. Körperliche Stärke, Selbstbestimmung und Kriegsführung wurden mit Männlichkeit gleichgesetzt; für Frauen war Ansehen mit dem Zustand von „Jungfräulichkeit“ verknüpft. Nur in der Kombination beider Eigenschaften war es in einer männerdominierten Gesellschaft möglich, auch als Frau Macht zu erlangen.

Auch Jeanne d'Arcs Geschichte offenbart dieses Paradox. Der Sage nach war sie ein frommes und einfaches Mädchen vom Lande, das in den Krieg zog, um im Namen Gottes Frankreich zu retten. Voraussetzung hierfür waren kurze Haare, Hosen und Schwertkampfskills. Im Inquisitionsprozess wurde ihre Verwandlung jedoch gegen sie verwendet, und sie starb, der Ketzerei angeklagt, einen grausamen Tod auf dem Scheiterhaufen. Selbst Queen Elizabeth I., der die Herrschaft

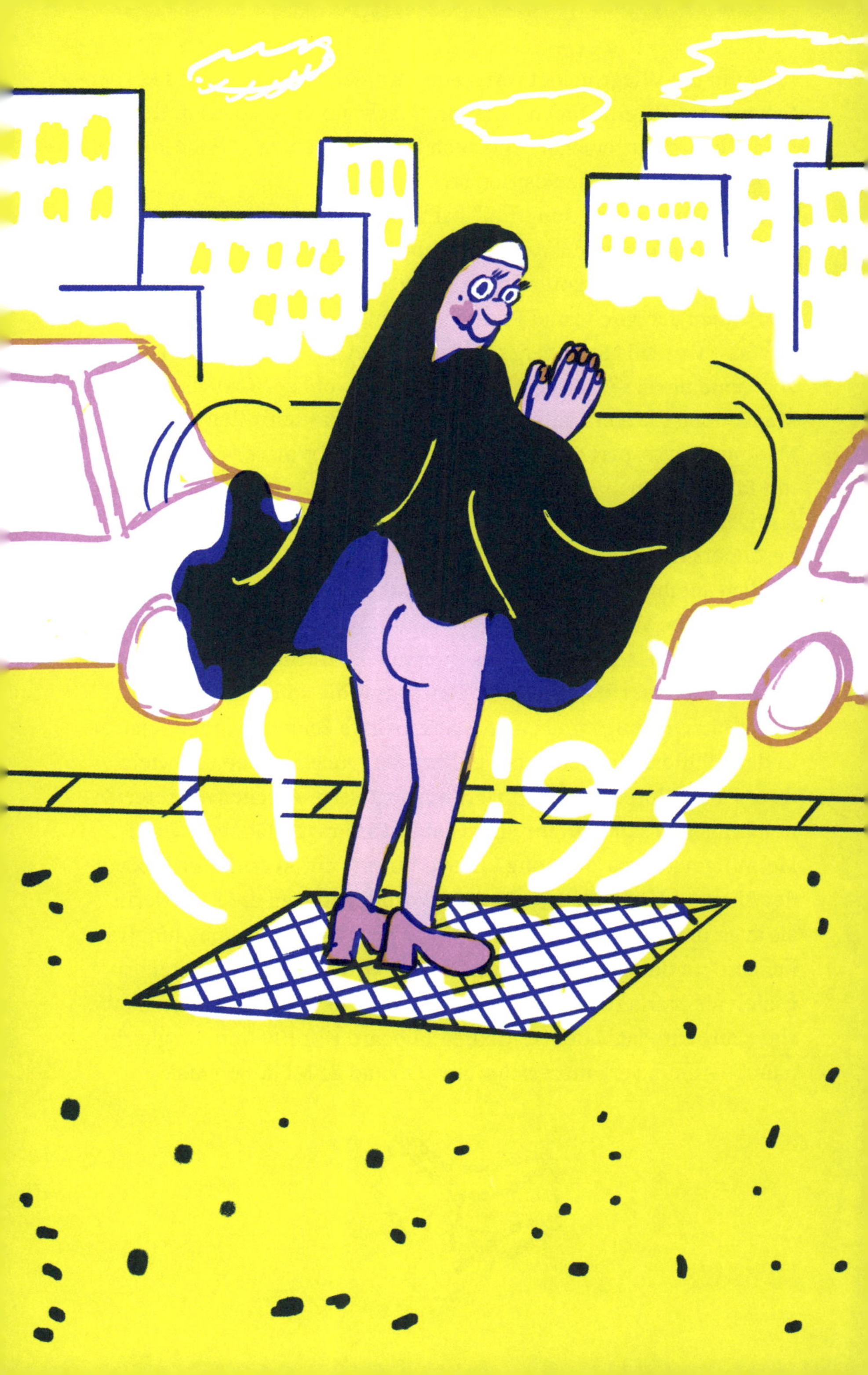

schon in die Wiege gelegt war, ernannte sich zur geistig und körperlich reinen „Virgin Queen“, um ihre Macht noch zu stärken. Kein Mann, keine Mutterschaft und auch keine „unreinen“ Triebe konnten ihr diese gottgegebene Position streitig machen.

Eine Figur wie die „Jungfrau“ hat viele unterschiedliche Gesichter und Nachahmer*innen. Auch die Popdiva Madonna nutzte sie für ihr Image und startete damit durch. Bis heute diskutieren Repräsentant*innen der Kirche und Feminist*innen, ob ihr Song „Like A Virgin“ (verfasst von Billy Steinberg und Tom Kelly) nun ironisch oder obszön gemeint sei.[22] In jedem Fall spiegeln sowohl der Text als auch das Musikvideo die Ambivalenz von tradierten Frauenrollen wider: Madonna verkörpert die Gegensätze „Jungfrau“ (im weißen Brautkleid mit Rosenkranz) und „Hure“ (im schwarzen Outfit mit verführerisch laszivem Blick) in einer Person. Ihre Texte und ihr Auftreten waren, besonders in der Anfangszeit, voller religiöser Referenzen, die vermutlich auf ihre katholische Erziehung zurückzuführen sind. Ihre erste Tournee „The Virgin Tour“ (1985) war ein Wechselspiel aus berechnetem Skandal, sexueller Provokation und kindlicher Naivität. In ihren Songs, ihren Outfits und ihrer Choreographie spielt sie mit den Gegensätzen „pure“ und „dirty“. Sexpositive Feminist*innen feierten in den 1990ern die Selbstdarstellung der Queen of Pop und viele ihrer Fans fühlten sich inspiriert und ermutigt. Kirchenvertreter*innen hingegen sahen in ihr eine Gefahr für junge Mädchen. Ihrer Meinung nach war der Song „Like a Virgin“ ein Aufruf zum Sex vor der Ehe und Madonna ein sündiges Vorbild. Sowohl die Künstlerin als auch ihr Produzent wussten, wie aufgeladen das Thema „Jungfräulichkeit“ in der Gesellschaft verhandelt wird und verwendeten es gezielt als Marketingstrategie. Mit Erfolg: Die Single stand sechs Wochen lang auf Platz 1 der US-Charts Billboard Hot 100 und das gleichnamige Album verkaufte sich weltweit rund 21 Millionen Mal.

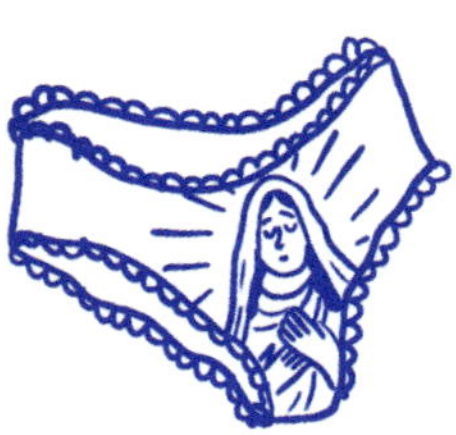

Ich schaue mir meine kleinen Schleimhautfalten an, so als würde ich mir zunächst einen einzelnen winzigen Ast anschauen und dabei nach und nach realisieren, dass zu diesem Ast ein uralter riesiger Baum mit vielen Zweigen, unzähligen Verästelungen und tiefen Wurzeln gehört. Dieser Baum heißt Patriarchat. Wenn ich mich mit ihm beschäftige, wird mir klar: Auch ich hänge in diesen Ästen. Auch ich bin vom Mythos betroffen und nähre ihn unbewusst. Die patriarchalen Strukturen und Wunden sind im kollektiven Gedächtnis verankert, in der Bildung, in der Wissenschaft, in der Literatur. Der Mythos ist ein tief verwurzeltes strukturelles Problem.

Pater, mater und die conspiratio virginalis – Das „Jungfernhäutchen“ ist Familiensache

„In der Kirche hatten [die Eltern] gelernt, dass Gott den Menschen geschaffen habe, um die Welt und alles darin befindliche zu regieren, und dass es die Arbeit von Frauen sei, Männern zu helfen, diese Aufgaben zu erfüllen, zu gehorchen und gegenüber einem mächtigen Mann immer eine untergeordnete Rolle einzunehmen. Man lehrte sie, dass Gott männlich sei. Diese Lehren wurden in jeder Institution, der sie begegneten, bekräftigt – Schulen, Gerichtsgebäude, Vereine, Sportstätten und Kirchen“[23], schreibt die Aktivistin und Literaturwissenschaftlerin bell hooks. Sie entschlüsselt das Patriarchat anhand ihrer eigenen Familienbiographie. Die Konsequenz ihrer religiösen Erziehung war, dass sie selbst und ihre Geschwister die elterlichen Geschlechterrollen übernahmen.

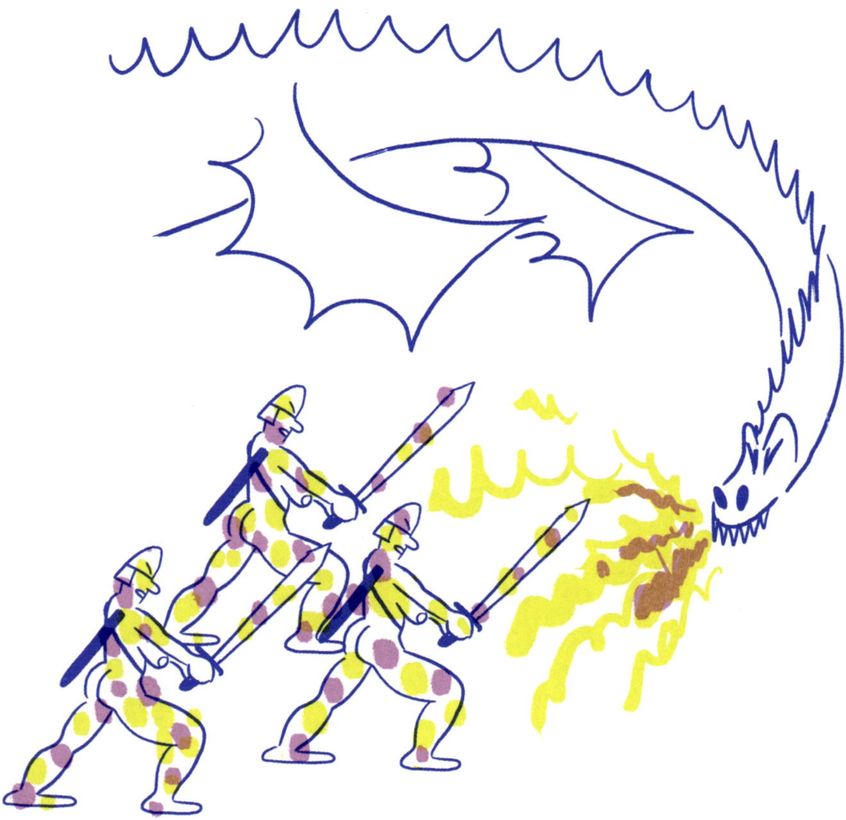

Im patriarchal-religiösen System ist ein Kontrollinstrument wie das „Jungfernhäutchen" lediglich ein kleiner Baustein einer umfassenden Ordnung. Weder im Koran noch in der Tora oder der Bibel wird das „Jungfernhäutchen" als Indiz für weibliche „Jungfräulichkeit" erwähnt. In der Praxis wird aber davon ausgegangen, dass außerehelicher Sex verboten sei, was zwangsläufig bedeutet, dass fromme Gläubige ohne sexuelle Erfahrung in die Ehe gehen. In vielen christlichen Gemeinden spielt das Dogma „kein Sex vor der Ehe" bis heute eine Rolle. In den USA sind zahlreiche „Purity Movements"[24] (dt. „Reinheitsbewegungen") in Mode, deren Credo „seinen Körper wertschätzen" zur „Jungfrauen"-Obsession der Gegenwart mutiert. Auf Plakaten und Internetseiten werden Phrasen wie „True Love Waits" propagiert. Die Gemeinden berufen sich auf unterschiedliche religiöse Strömungen und begründen ihren Enthaltsamkeitsfetisch mit dem Kampf gegen den Sittenverfall in der Gesellschaft. Frauenkörper spielen auch hier eine übergeordnete Rolle. Die kostbaren Töchter gehen mit ihren Vätern zu sogenannten „Purity-Balls". Dort tanzen die jugendlichen Mädchen barfüßig ihr Keuschheitsgelöbnis, gekleidet wie kindliche Bräute, eng an ihre Väter geschmiegt. Sie versprechen, bis zu ihrer Hochzeit keinen Mann zu daten, zu küssen oder auch nur sündige Gedanken zu hegen. Die Väter schwören ihrerseits die Treue, besiegeln den Schwur mit einem Schwertschlag, einer Unterschrift und einem „Purity-Ring", der auch für die Ehe mit Gott steht. Von nun an sind sie verpflichtet, ihre Töchter vor Sünden zu beschützen. Ein Purity-Vater ist solange der offizielle „Boyfriend" seiner Tochter, bis er an seinerstatt einen Ehemann auserwählt.

Auch der Künstler T. I. lebt in einer Welt, in der er die Herrschaft über den Körper seiner Tochter als naturgegeben ansieht. Er sieht darin nichts Verwerfliches – warum sonst erzählt er davon so selbstverständlich in der Öffentlichkeit? Für ihn hat sein Verhalten keine Konsequenzen, für seine Tochter allerdings schon. Ihr Körper wird mit klaren Regeln (sexuelle Abstinenz bis zur Hochzeitsnacht), Kontrolle (ich gehe mit dir zum Gynäkologen) und Angst (du wirst bestraft, wenn du dich nicht an meine Regeln hältst) beherrscht. Und das so lange, bis der Vater sie zum Altar führt, damit sie fortan vom Ehemann beherrscht werden kann. Eine Frau, die unter solchen Umständen lebt, ist nie eine Frau für sich allein. Erst wird sie zur Jungfrau, dann zur Ehefrau gemacht. Die Konsequenzen dieser Biographie: Sie lernt, wie sie sich als Tochter, als Mädchen und als Frau in diesem System zu benehmen hat, wann sie belohnt und wann sie bestraft wird.

T.I. lebt auch seinem 15-jährigen Sohn vor, wie sich ein „richtiger Mann" zu verhalten hat. Für Clifford „King" Joseph Harris III gelten andere Regeln als für Deyjah. Er wird von T.I. öffentlich für seine aktive Sexualität gelobt und erfüllt den Vater mit Stolz. Im Allgemeinen ist gesellschaftlich anerkannt, dass Männer sich ihre Hörner abstoßen dürfen, während Frauen schnell als Schlampen abgestempelt werden. Selbst wenn als „Schürzenjäger" diffamierte Männer in einer sexualfeindlichen Gesellschaft nicht immer den besten Ruf genießen, bleibt ein faktisches Ungleichgewicht: Keine Person mit Penis muss sich einem „Jungfrauentest" unterziehen, ihren Körper offenlegen, um die Existenz eines imaginären Häutchens zu beweisen.

Es ist einfach, zu behaupten, dass allein die Väter am Patriarchat schuld seien. Das Problem, wie auch bell hooks anmerkt, ist vielmehr der gesellschaftlich „institutionalisierte Sexismus". Erst wenn sowohl Männer als auch Frauen gleichermaßen ihre sexistischen Annahmen und Verhaltensweisen ablegen, kann sich am Status quo etwas ändern.

Rote Laken und Rinderblut – eine Familientradition

Insbesondere in konservativen Familien machen sich viele Frauen große Sorgen um den Blutbeweis in der Hochzeitsnacht. Einige müssen sogar um ihr Leben fürchten, sollten sie ihn nicht erbringen. Was aber tun, wenn nichts blutet und das Laken weiß bleibt? Manche stechen sich in den Finger, andere bewahren ihr Menstruationsblut auf, besorgen sich Kunstblut oder setzen sich 30 Minuten vor dem Sex ein „künstliches Hymen" mit pulverisiertem Rinderblut ein. Das Unternehmen „Virginia Care" verkauft diese mit dem Slogan „bestätige deine Jungfräulichkeit ohne ärztlichen Eingriff!" für 55,50 €. Die

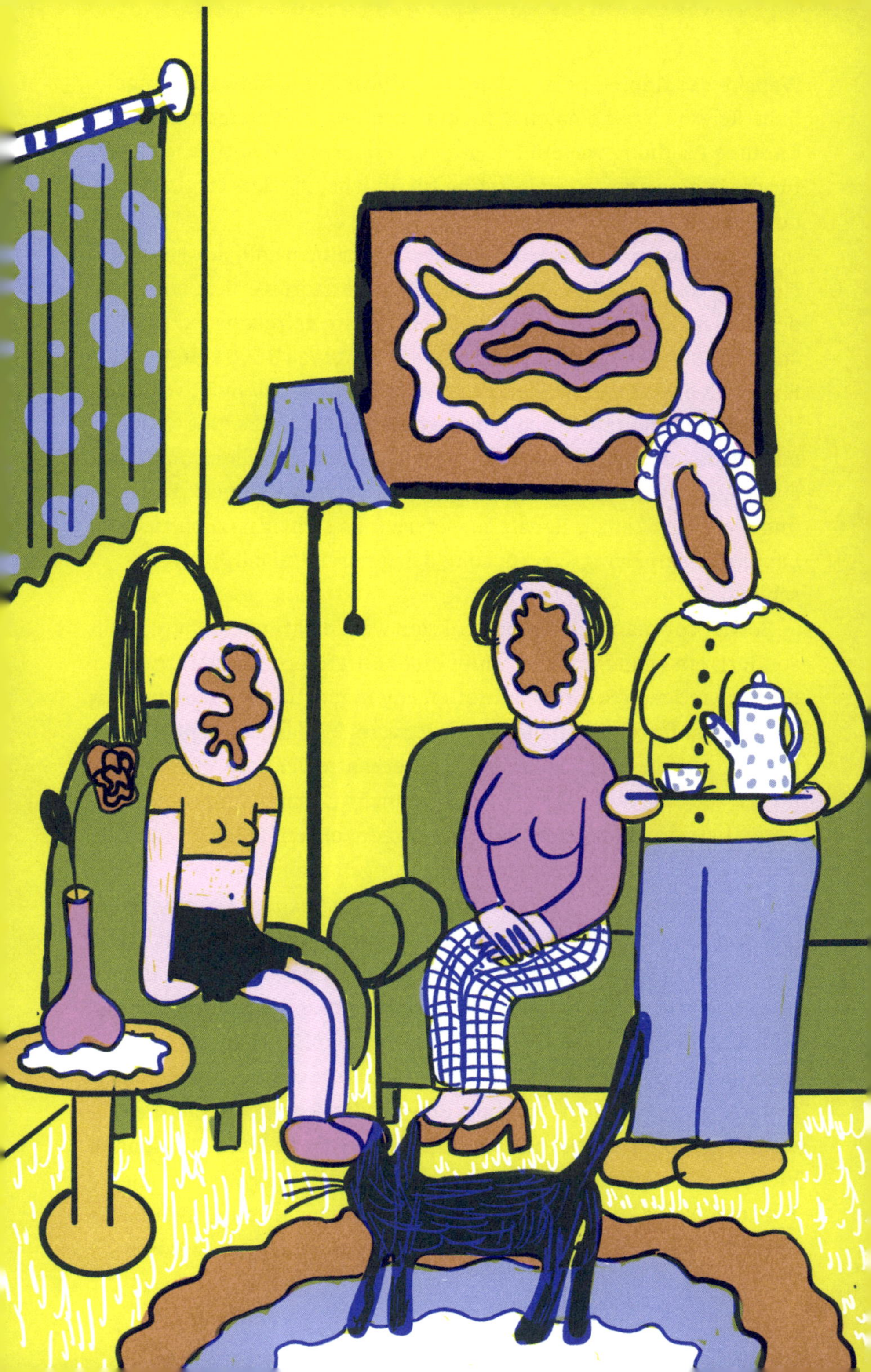

Website des Anbieters ist voller Fehlinformationen über das angebliche Reißen der vaginalen Schleimhautfalten und bietet zudem unnütze Produkte wie ein faltenreduzierendes und straffendes Gel für die Vagina an – eine Hoffnung für all jene, die dem Irrglauben des Ausleierns anhängen.

Hatte eine Braut, die den Blutbeweis erbringen soll, Sex vor der Hochzeit und glaubt deswegen, ihre  sei zerstört worden, entscheiden sich manche zu einer sogenannten „Hymenalrekonstruktion" (auch *Hymenorrhaphie* oder Revirgination) für bis zu 3500 €. In Deutschland sind diese Operationen zwar umstritten jedoch nicht verboten, da sie unter die Rubrik Schönheitschirurgie fallen. Es gibt weder standardisierte Vorgaben für diese OPs noch Kontrollen von außen. Die Angebote auf den Internetseiten versprechen dennoch „Erfolg" und bieten großzügig Rabatt an, sofern man sich zusätzlich zu einer Labienverkleinerung (Verkürzung der inneren Vulvalippen) entschließt.

Bei der sogenannten Rekonstruktion wird nichts wiederhergestellt, sondern ein Häutchen überhaupt erst konstruiert. Dazu werden die vorhandenen Schleimhautfalten enger genäht oder Schleimhaut zunächst aufgeschnitten und so wieder vernäht, dass bei vaginalem Verkehr eine vermutlich extrem schmerzhafte Verletzung entstehen dürfte, die eine Blutung hervorruft. Manche Chirurg*innen setzen zusätzlich eine Blutkapsel ein. Nach einer solchen OP müssen nicht selten Antibiotika und Schmerzmittel eingenommen werden.

Die guatemalische Body-Art Künstlerin Regina José Galindo hat sich zu Protestzwecken 2004 in ihrer Performance „Himenoplastia"[25] einer solchen Operation unterzogen und diese dokumentiert. Ihre Intention war, den Schmerz derer, die sich dieser Behandlung aus Not oder Scham unterziehen, öffentlich zu machen. Auch dieser medizinische Eingriff ist im Übrigen keine Garantie dafür, dass die Hochzeitsnacht „erfolgreich" verläuft. Eine Studie[26] besagt sogar, dass es trotz des Eingriffs bei nur 2 von 19 Operierten zu Blutungen kommt. Viele sehen in einer „Hymen-Rekonstruktion" dennoch ihre einzige Rettung. Nicht zu bluten würde bedeuten, Schande zu bringen. Das heißt in manchen Familien: brutal ermordet zu werden. Medien

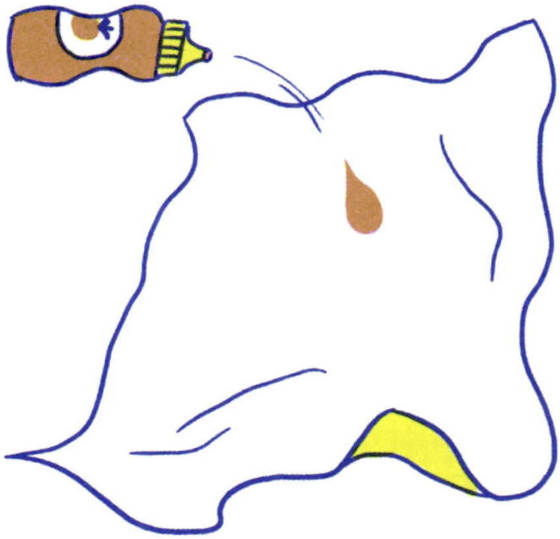

bezeichnen diese Femizide oft als „Ehrenmord“[27] und reduzieren die Diskussion darüber auf rassistische Aussagen.

Eine Methode, mithilfe derer die patriarchale Kultur aufrecht erhalten wird, ist – so bell hooks – „Männer und Frauen davon abzuhalten, die Wahrheit darüber zu erzählen, was ihnen in der Familie passiert.“[28] Fehlinformationen und Halbwahrheiten sind schneller ergoogelt als fundierte Fakten. Wissens- und Erfahrungsaustausch unter Betroffenen als solidarisches Entgegenwirken ist auch deshalb unerlässlich. Das offene Sprechen und Aufzeigen von Gewalt und Leid, das Personen im Namen des „Jungfernhäutchens“ angetan wird, kann heilsam sein. Sowohl für Betroffene als Akt der Selbstermächtigung als auch präventiv, um zu verhindern, dass weitere Menschen die gleichen Erfahrungen durchlaufen müssen.

Neben der Familie hält auch medizinisches Personal, Wissenschaft und Bildung die Deflorationslüge aufrecht. *Wer* hat denn die Bücher geschrieben, die gelesen und gelehrt werden? *Wer* entscheidet im Allgemeinen immer noch, *wie* Wissensvermittlung aussieht und *welchen Fokus* diese hat? Die Gesellschaft hat eine lange patriarchale Tradition und so wundert es nicht, dass selbst im Medizinstudium falsche Informationen zur Anatomie der 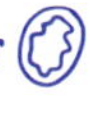 vermittelt werden, die den Mythos befördern.

Ein befreundetes Paar erzählte mir einst von ihrer Hochzeit. Die beiden waren damals schon seit Jahren zusammen und hatten auch Sex. Da ihre Familien Wert darauf legten, und sie niemanden enttäuschen wollten, waren sie sich einig, die Blutperformance zu inszenieren. Sie tropften etwas Blut vom Finger auf das Laken und hängten es aus dem Fenster. Was ist auch dabei? Alles nur Theater, einem alten Brauch zuliebe. So wie auch die rote Keuschheitsschleife auf dem Hochzeitskleid lediglich als Accessoire glänzt. Und wer weiß schon, worum es dabei ursprünglich ging ... Hauptsache Papa, Mama, Oma, Opa und der Rest der Bande sind glücklich.

Wieder und wieder geht mir diese Geschichte durch den Kopf. Auch wenn die Benachteiligung der Frau sich hier „nur“ im Privaten, im Kreise der Familie abspielt, darf diese Rollenzuweisung nicht ihr persönliches Schicksal bleiben. Denn das Private ist politisch.

Bloody Virgin Mary – ein toxischer Cocktail

„Blut ist ein ganz besonderer Saft", befindet Mephisto und fordert Faust auf, den Pakt mit einem roten Tropfen zu besiegeln. Blut hat als vielschichtiges Symbol eine besondere gesellschaftliche Bedeutung und steht im Zentrum vieler Riten und Bräuche. In unterschiedlichen religiösen wie auch heidnischen Schriften wird es gleichermaßen als Emblem für Leben und Tod verwendet. Handeln die Geschichten von Menschen mit Vulven, ist Blut mit den widersprüchlichen Bedeutungen von „rein" und „unrein" aufgeladen. In vielen Kulturen wird eine menstruierende Person als „unrein" angesehen. Selbst in einer „aufgeklärt-liberalen" Welt ist die Periode oft ein Tabu- und Schamthema. Warum leuchtet das Blut in Werbung für Tampons und Binden oft ominös ultramarinblau, wo doch in Krimis, Horrorfilmen und Actionserien literweise authentischer rotschwarzer Sirup fließt? Ist das Blut, das zyklusbedingt aus dem Uterus tropft, so viel angsteinflößender als randalierende Zombies vor Endzeitkulissen? Wie kommt es, dass Menstruierende gelernt haben, sich heimlich mit Tampons auszuhelfen und verschlüsselt vom „Besuch der Tante" zu sprechen? Nicht nur lässt die Forschung zum Prämenstruellen Syndrom (PMS) und Zyklusschmerzen zu wünschen übrig[29], auch allgemeines Unverständnis am Arbeitsplatz oder Küchentisch sind für viele Alltag. Diese werden oft nicht ernstgenommen in ihrem Leid, sondern veralbert und müssen sich misogyne Kommentare anhören.

Es ist grotesk, dass das erfundene „Jungfrauenblut" als das „reine" und erwünschte Blut gilt und so viel mehr Aufmerksamkeit genießt als der Menstruationszyklus. Es scheint so, als hätte der mittelalterliche Schmonzes bis heute viele Anhänger: Das „Jungfrauenblut" kommt nämlich aus einer Zeit, in der es weder Vaterschaftstests noch Abstammungsgutachten gab und die Blutsverwandtschaft die familiäre Zugehörigkeit bewies. Für Männer war es wichtig zu wissen, welches Kind das ihrige war, da der Rechtsgrundsatz galt: „Wer mein Blut hat, ist mein Erbe." Eine „Jungfrau" zu ehelichen, stellte hier das vermeintlich sicherere Indiz dar, als dem Wort der Mutter glauben zu müssen, wer der Vater sei.

Auch T.I. könnte einfach mit seiner Tochter reden, anstatt seine alleinige Herrschaft über ihren Körper mit Kontrolluntersuchungen zu untermauern. Die Show *Ladies Like Us*, in der der König des Südens über seinen Jungfrauenfeldzug fabulierte, gehört 2020 zu den Top Ten der amerikanischen Podcasts. Die Hosts Nadia Moham und Nazanin Mandi schreiben sich eine moderne Frauenperspektive auf universelle Probleme auf die Fahne.[30] Laut eigener Aussage unterstützen und stärken sie weibliche Selbstbestimmung, Unabhängigkeit und Solidarität unter Frauen, vor allem unter *women of colour*. Das wirkt angesichts ihrer Reaktion auf die Kontrollmaßnahmen des Rappers geradezu zynisch. Denn die beiden haben Spaß. Sie kokettieren, scherzen mit T.I. und lachen über sein Verhalten. Sympathie und Einverständnis schwingt mit. Kritik? Fehlanzeige.

Dieses Beispiel zeigt, dass auch Frauen den Jungfernhäutchenmythos mittragen. Doch die Moderatorinnen bekamen schnell Gegenwind zu spüren: 24 Stunden nach der Veröffentlichung der Podcastfolge forderten unzählige Menschen in den sozialen Medien sie dazu auf, Stellung zu beziehen. Die Kritik lautete: Kein Mädchen und keine Frau darf so entwürdigend von ihrem Vater behandelt werden. Es hat niemanden zu interessieren, ob und wie eine Frau Sex hat. Und: Keine Frau sollte diskriminierendes Verhalten akzeptieren, indem sie darüber lacht und das Problem totschweigt. Einige kritische Beiträge wurden von der Tochter geliked – eine öffentliche Stellungnahme ihrerseits blieb aus. Der Podcast wurde einen Tag später gelöscht und die Hosts entschuldigten sich wenige Tage darauf auf Instagram[31] für ihr Verhalten. In der darauffolgenden Sendung luden sie die Sexualtherapeutin und Autorin Emily Morse und die Gynäkologin Dr. Pari Ghodsi ein und ließen sich über die vulvastische Anatomie sowie über die „umkränzelnde“[32] aufklären. T.I. hingegen blieb stumm.

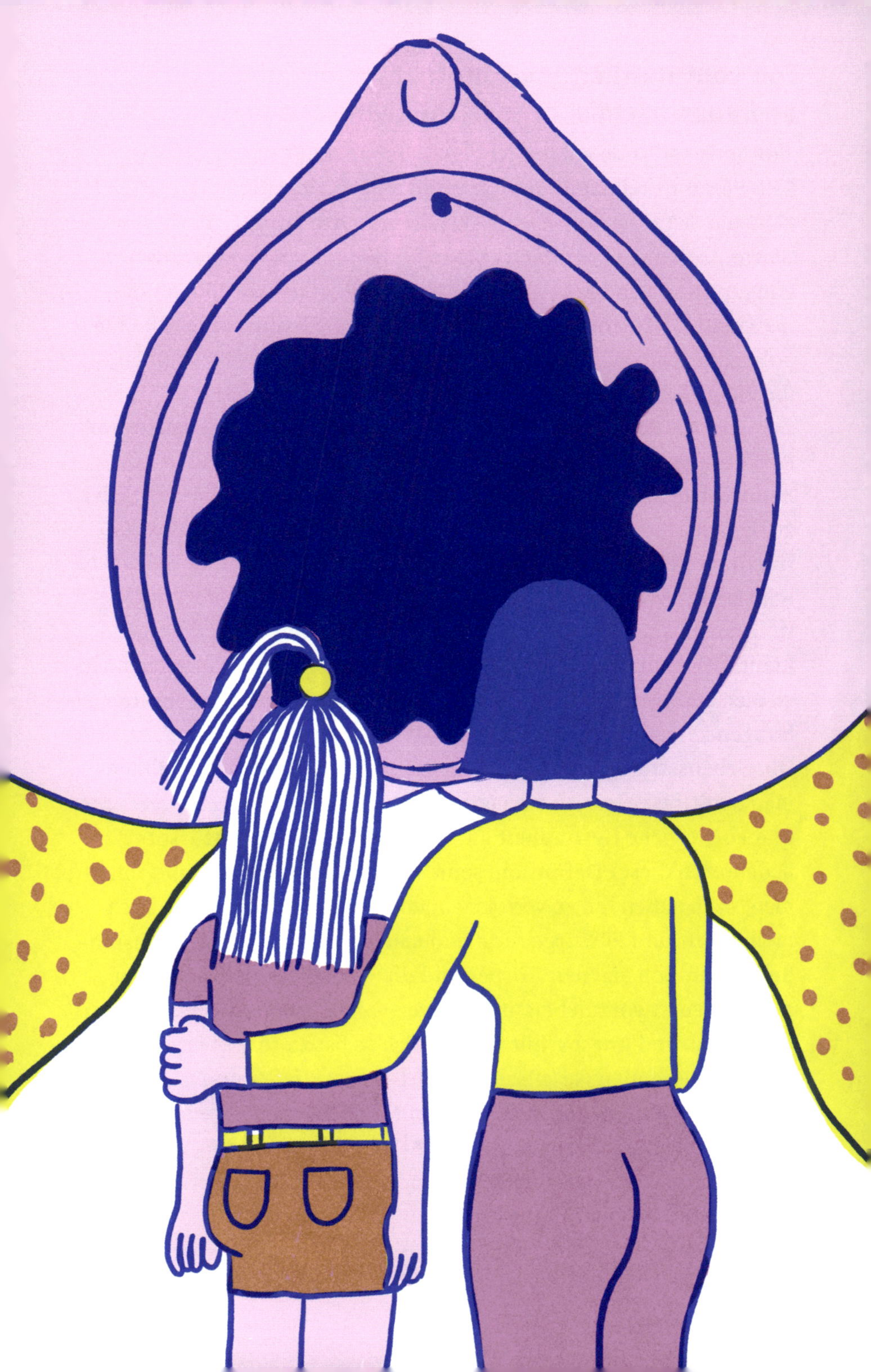

Tell your mother, your brother, your sister and your friends: over is the hymen tense

„Für mich selbst zu sorgen ist kein persönlicher Luxus [...] Es ist Selbsterhalt und damit ein Akt politischer Kriegsführung", schrieb 1988 die Schriftstellerin und Aktivistin Audre Lorde. Auf diesen Worten aufbauend entstand eine *self-care-* und *community-care-*Bewegung, initiiert und getragen von ihrer *people of colour-* und der damaligen LGBT*-community. *Self-care* also „Selbstfürsorge" ist eine politische Haltung und nicht etwa, wie heute oft missverstanden, die kleine Schwester von Selbstoptimierung in Yogapants.

In den 1970er und 1980er Jahren stellte diese Bewegung in den USA Forderungen an die damalige Gesellschaft und die Politik. Ihre Befürworter*innen riefen dazu auf, die intersektionale[33] Perspektive zu berücksichtigen und verlangten, ihre Identität diskriminierungsfrei und selbstbestimmt entfalten zu können. Als lesbische Schwarze Frau erfuhr Audre Lorde Mehrfachdiskriminierung und Marginalisierung am eigenen Leib. Sie ermutigte ihre *community* dazu, die eigene Identität anzunehmen. Weil diese Identität von der vorherrschenden weißen heteronormativen Gesellschaft abwich, waren diese Bestrebungen kein niedlich-esoterisches Wellnessprogramm, sondern eine Überlebensstrategie. In einer Gesellschaft, die einen nicht willkommen heißt, ist es laut Audre Lorde umso wichtiger, die eigene seelische und körperliche Gesundheit aufrechtzuerhalten. Selbstfürsorge bedeutet in dieser Definition, seine eigenen Bedürfnisse wahrzunehmen, nach außen hin zu verteidigen und so in der Konsequenz auch mehr Kraft und Fürsorge für die *community* zu besitzen. Die Zuständigkeit für den eigenen Körper und die eigenen (A-)Sexualitäten selbstbewusst vorzuleben, ist also wertvolle *community care*. Sie kann vor Stigma und Angst schützen. Für sich selbst zu sorgen ist in einer diskriminierenden Gesellschaft politischer Aktivismus. Dazu gehört auch – im Rahmen der individuellen Möglichkeiten – genau hinzusehen und hinzuhören und in der Folge aktiv zu werden, wenn Menschen und ihre Körper durch Sprache und Handlungen fremdbestimmt und reglementiert werden.

Die Lügenmär vom „Jungfernhäutchen“ kann erst abgeschafft werden, wenn die Unwahrheiten und das durch sie verursachte Leid sichtbar gemacht und benannt werden. Schweigen begünstigt Verleugnung, nur Hinterfragen und Austausch kann Veränderung bewirken. Dieser Text ist eine konkrete Aufforderung zum Handeln. Auch wenn der Mythos euch selbst nicht bedroht, kann er Menschen in eurem Umfeld das Leben zur Hölle machen. Setzt euch ein. Unterstützt Menschen, die diese Horrorstories enttarnen, laut und unbequem sind und das Thema in die Öffentlichkeit tragen.

An alle Mediziner*innen: Schreibt die Bücher neu! An alle Könige des Südens, Ostens, Westens und Nordens: Runter vom Thron! An alle Lehrer*innen: Benennt die Körperteile anatomisch richtig!

An alle Eltern und Freund*innen: Schleimhaut-Talk!

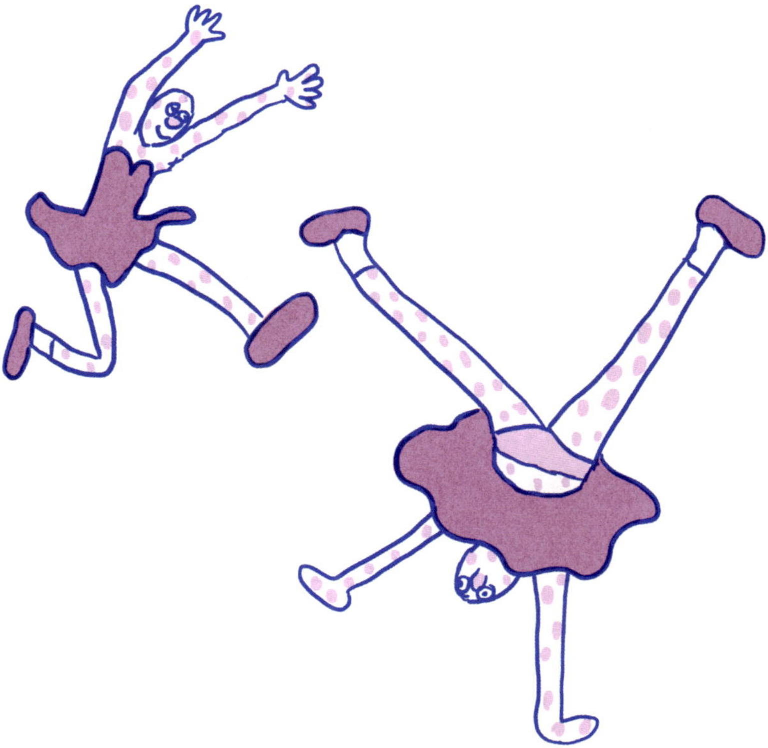

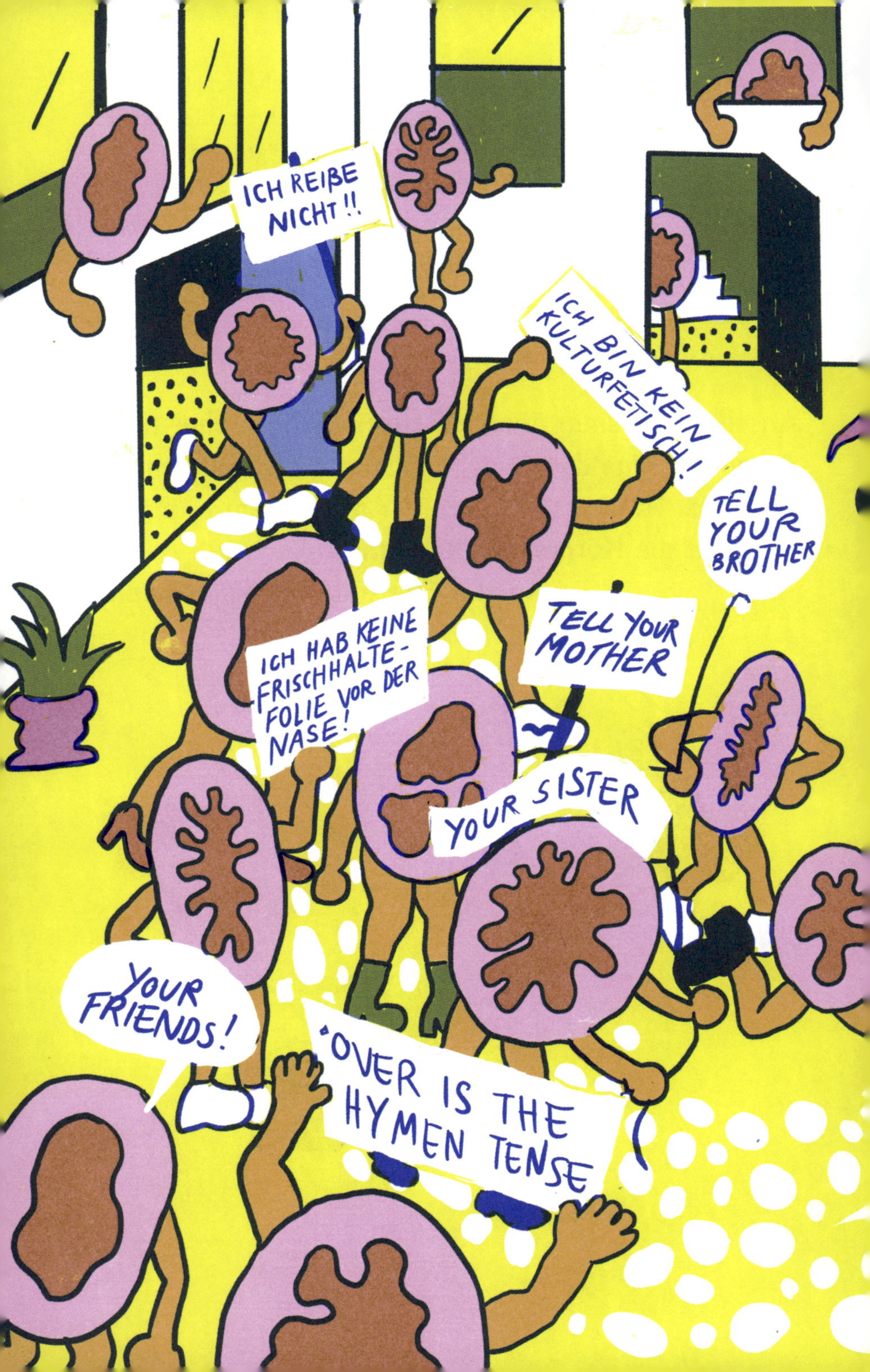
ICH REIßE NICHT!!
ICH BIN KEIN KULTURFETISCH!
TELL YOUR BROTHER
TELL YOUR MOTHER
ICH HAB KEINE FRISCHHALTE-FOLIE VOR DER NASE!
YOUR SISTER
YOUR FRIENDS!
'OVER IS THE HYMEN TENSE

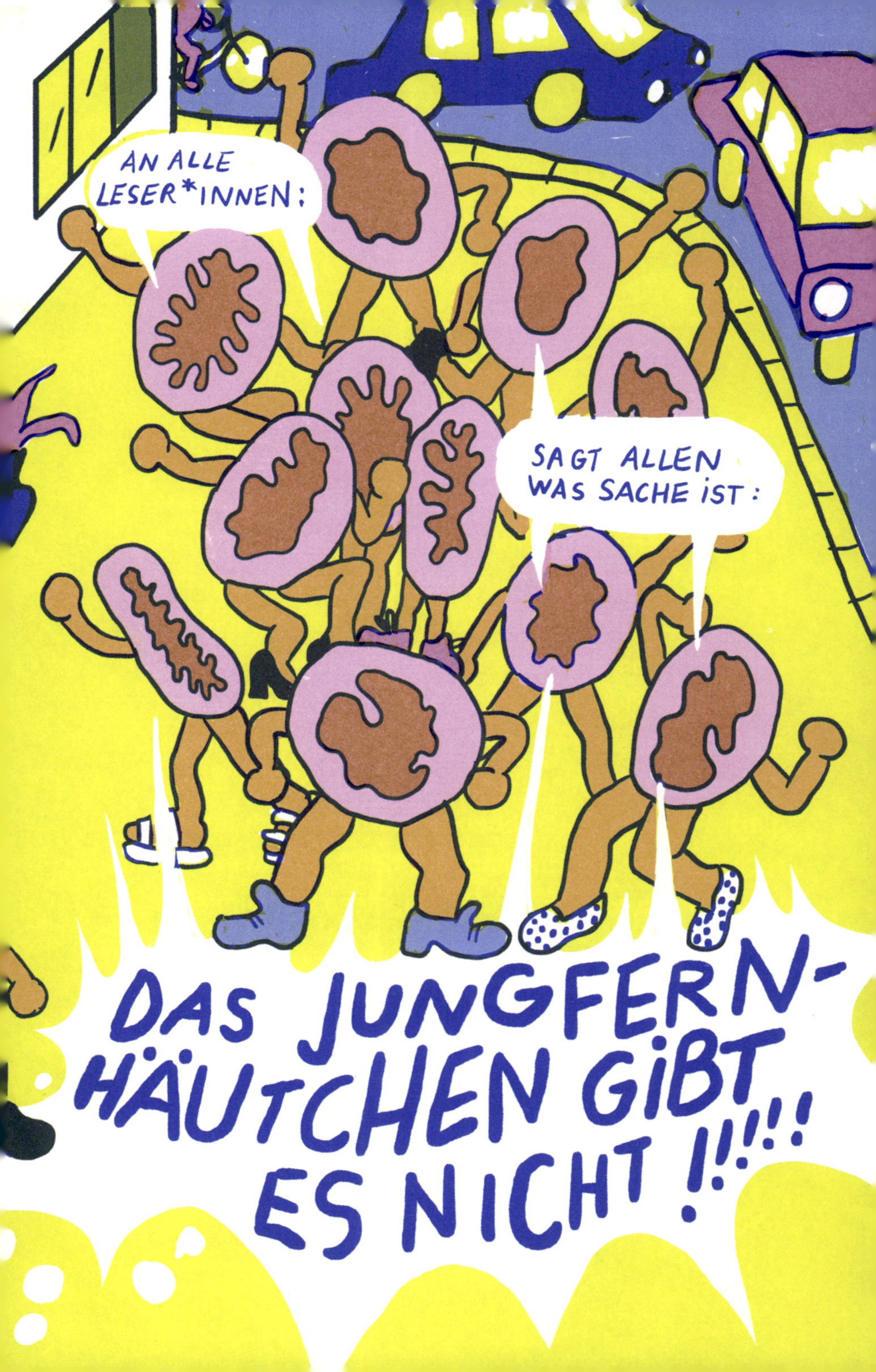
AN ALLE LESER*INNEN:
SAGT ALLEN WAS SACHE IST:
DAS JUNGFERN-HÄUTCHEN GIBT ES NICHT !!!!!

Fransen, Rüschen, Zotteln, hellrot und fleischig. Ich schenke meinen Schleimhäuten mit ihren Falten und Rezeptoren Aufmerksamkeit. Die Gesichtslippen sollen unmittelbar mit den Vulvalippen verbunden sein. In meinem Mund ist es feucht und glitschig. Ich ertaste mit meiner Zunge die Schleimhäute und stelle mir vor, dass ich gleichzeitig meine Vagina erforsche. Mein Bauch kribbelt und wie von selbst entspannen sich meine Mundwinkel. Ich benetze die Lippen und schmiege sie aneinander. Meine Zunge gleitet weiter. Nach oben und unten, nach links und rechts, vorne am Eingang und tiefer im Innern. Warm, weich und elastisch. Großartig, diese Schleimhäute!